101 TECHNIQUES

pour

UN SOMEIL PROFOND ET REPARATEUR

Avant-propos

Cher lecteur,
Je suis ravi de vous présenter mon dernier livre, "101 Techniques pour
un Sommeil Profond et Réparateur".

Depuis des années, j'ai étudié et expérimenté de nombreuses
techniques pour améliorer la qualité de mon sommeil, et j'ai finalement
décidé de partager mes connaissances et mon expérience avec vous.

Dans notre vie trépidante et stressante, le sommeil est souvent négligé,
pourtant il est essentiel pour notre bien-être physique et mental. Une
bonne nuit de sommeil permet de recharger nos batteries, de consolider
nos souvenirs, de réguler notre humeur et de renforcer notre système
immunitaire.

Malheureusement, de nombreuses personnes souffrent de troubles du
sommeil, comme l'insomnie, les apnées du sommeil, le syndrome des
jambes sans repos, ou simplement d'un sommeil agité et non réparateur.
Les conséquences peuvent être dramatiques sur la qualité de vie,
l'humeur, la santé et les performances au travail.

Ce livre est destiné à toutes les personnes qui souhaitent retrouver un
sommeil profond et réparateur, grâce à des techniques simples,
naturelles et efficaces.

Vous y trouverez 101 astuces et méthodes, triées et sélectionnées avec
soin, pour vous aider à mieux dormir, à vous détendre, à vous endormir
plus rapidement, à vous réveiller en forme et à maintenir un sommeil de
qualité sur le long terme.

Je ne prétends pas avoir la solution miracle pour résoudre tous vos
problèmes de sommeil, mais je suis convaincu que ces techniques, si
elles sont appliquées régulièrement et avec diligence, peuvent vous
aider à améliorer significativement la qualité de votre sommeil.

Certaines de ces astuces sont peut-être connues de certains d'entre vous, mais j'espère que ce livre vous permettra de les redécouvrir sous un angle nouveau, et de les intégrer dans une approche globale et personnalisée de votre sommeil.

Je tiens à souligner que ce livre n'est pas destiné à remplacer une consultation médicale en cas de troubles du sommeil sévères ou chroniques.

Si vous souffrez d'un tel trouble, il est important de consulter un professionnel de la santé qui pourra vous aider à établir un diagnostic et à trouver un traitement adapté.

Je vous remercie d'avance pour votre intérêt pour ce livre, et j'espère qu'il vous aidera à retrouver un sommeil profond et réparateur, pour une vie plus heureuse et plus épanouissante.

Bien à vous,
Jean claude Mk

Introduction
- Pourquoi le sommeil est-il important ?
- Les différents types de troubles du sommeil
- Les bienfaits d'un sommeil réparateur

Partie 1 : Comprendre le sommeil
- Les différentes phases du sommeil
- Les cycles du sommeil
- Les effets du manque de sommeil

Partie 2 : Les facteurs qui influencent le sommeil
- L'environnement de sommeil
- L'alimentation et l'exercice physique
- Les habitudes de sommeil
- La gestion du stress

Partie 3 : Les techniques pour améliorer le sommeil
- Les techniques de relaxation
- La méditation
- Les exercices de respiration
- Les plantes pour favoriser le sommeil
- La sophrologie
- Les techniques de visualisation
- La luminothérapie
- La musicothérapie
- Les binaural beats
- Les techniques de massage

Partie 4 : Les solutions pour les troubles du sommeil
- L'insomnie
- La somnolence diurne
- Les apnées du sommeil
- Le syndrome des jambes sans repos

Partie 5 : Les outils pour un sommeil de qualité
- Les oreillers

- Les matelas
- Les couettes et draps
- Les bouchons d'oreille
- Les masques de sommeil
- Les applications de suivi du sommeil
- Les montres connectées pour le sommeil
- Les objets connectés pour la chambre

Conclusion
- Les clés d'un sommeil réparateur
- Les erreurs à éviter pour un sommeil de qualité
- Les 101 techniques pour un sommeil profond et réparateur.
- Les progrès de la recherche sur le sommeil

Introduction

- **Pourquoi le sommeil est-il important ?**

Le sommeil est une activité vitale pour le corps et l'esprit. Il joue un rôle crucial dans la restauration de notre bien-être physique et mental.
En effet, le sommeil permet au corps de se reposer, de se régénérer et de se réparer. Il permet également au cerveau de se débarrasser des toxines et de consolider les souvenirs.

Cependant, malgré son importance, la qualité du sommeil s'est détériorée au fil des années en raison de notre mode de vie moderne et des facteurs environnementaux. De nombreux adultes souffrent d'insomnie, de somnolence diurne et d'autres troubles du sommeil.

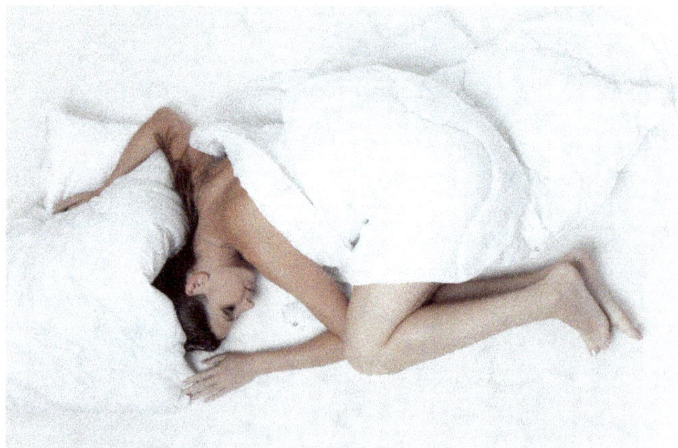

C'est pourquoi, dans ce livre
"101 Techniques pour un Sommeil Profond et Réparateur",
nous allons explorer des méthodes et des astuces qui peuvent vous aider à améliorer la qualité de votre sommeil, à vous sentir plus reposé et plus énergique tout au long de la journée.

Nous allons passer en revue des techniques telles que la méditation, la respiration profonde, l'exercice physique, la restriction de la caféine, la création d'un environnement de sommeil confortable, et bien plus encore.

Il est important de noter que toutes ces techniques ont été soigneusement étudiées et testées, et qu'elles ont donné des résultats positifs pour de nombreuses personnes. Nous avons également consulté des professionnels de la santé pour nous assurer que ces techniques sont sûres et efficaces.

En conclusion, il est temps de prendre soin de votre sommeil et de comprendre son importance pour votre bien-être général. Nous espérons que ce livre vous aidera à mieux comprendre les problèmes de sommeil et à découvrir des techniques qui vous aideront à dormir comme un bébé. Nous vous souhaitons une bonne lecture et de belles nuits de sommeil réparatrices.

- **Les différents types de troubles du sommeil**

Le sommeil est une fonction essentielle pour le corps humain.

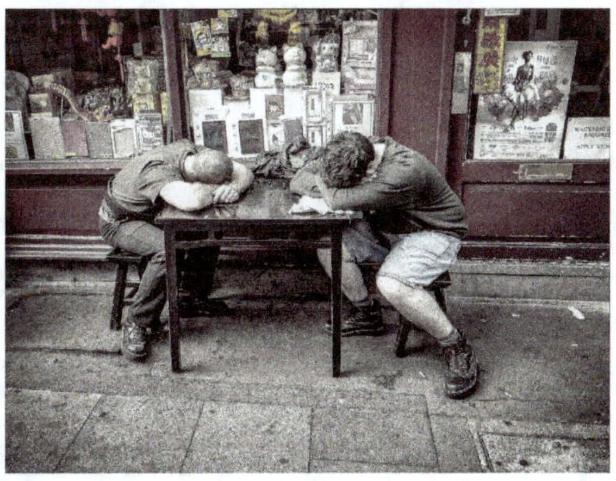

Malheureusement, de nombreuses personnes souffrent de troubles du sommeil, qui peuvent avoir des répercussions négatives sur leur santé physique et mentale.

Dans cette section de l'introduction, nous allons nous concentrer sur les différents types de troubles du sommeil, afin de mieux comprendre comment ils peuvent affecter notre vie quotidienne.

Le trouble du sommeil le plus courant est l'insomnie, qui se caractérise par des difficultés à s'endormir ou à rester endormi. Les personnes souffrant d'insomnie peuvent se sentir fatiguées et irritables pendant la journée, et leur performance au travail ou à l'école peut en souffrir.

L'insomnie peut être causée par de nombreux facteurs, tels que le stress, l'anxiété, la dépression, les problèmes de santé, les médicaments et les troubles du rythme circadien.

Le syndrome des jambes sans repos est un autre type courant de trouble du sommeil. Les personnes atteintes de cette affection ressentent des picotements ou des sensations de brûlure dans les jambes, ce qui les empêche de s'endormir ou de rester endormi.

Le syndrome des jambes sans repos peut être causé par des troubles neurologiques, des carences en fer ou des facteurs génétiques.
La narcolepsie est un trouble du sommeil moins courant, mais très handicapant. Les personnes atteintes de narcolepsie peuvent s'endormir à tout moment de la journée, même en pleine activité.

Elles peuvent également souffrir de paralysie du sommeil, qui se caractérise par une incapacité temporaire à bouger ou à parler pendant quelques minutes après s'être réveillé.

Le syndrome d'apnée du sommeil est un autre trouble du sommeil qui peut avoir des répercussions importantes sur la santé.
Les personnes atteintes de ce trouble ont des pauses respiratoires pendant leur sommeil, ce qui peut provoquer des ronflements forts et

une somnolence diurne excessive. Si elle n'est pas traitée, l'apnée du sommeil peut augmenter le risque de maladies cardiovasculaires et d'accidents vasculaires cérébraux.

Il existe de nombreux autres types de troubles du sommeil, tels que le syndrome de retard de phase du sommeil, le syndrome de bruxisme et le trouble comportemental du sommeil paradoxal.

Chacun de ces troubles peut avoir des causes et des conséquences différentes, mais ils ont tous un point commun : ils peuvent perturber la qualité de notre sommeil et avoir des répercussions sur notre santé globale.

Dans les chapitres suivants, nous allons explorer différentes techniques pour aider à traiter les troubles du sommeil et améliorer la qualité de notre sommeil. Que vous souffriez d'insomnie, de narcolepsie, d'apnée du sommeil ou d'un autre type de trouble du sommeil, nous espérons que ce livre vous sera utile pour retrouver un sommeil profond et réparateur.

- **Les bienfaits d'un sommeil réparateur**

Le sommeil est l'un des piliers fondamentaux de la santé, de la productivité et du bien-être. Pourtant, la plupart d'entre nous ne prêtent pas suffisamment attention à la qualité et à la quantité de sommeil que nous avons chaque nuit.

Nous vivons dans une société où la performance et l'activité sont mises en avant, ce qui nous pousse à négliger notre besoin naturel de repos et de régénération.

Le manque de sommeil réparateur a des conséquences graves sur notre santé physique et mentale. Il peut entraîner une augmentation du stress, de l'anxiété et de la dépression.

Il peut également augmenter les risques de maladies cardiovasculaires, de diabète, d'obésité et de cancer. Le manque de sommeil peut également nuire à notre système immunitaire, ce qui rend notre corps plus vulnérable aux maladies.

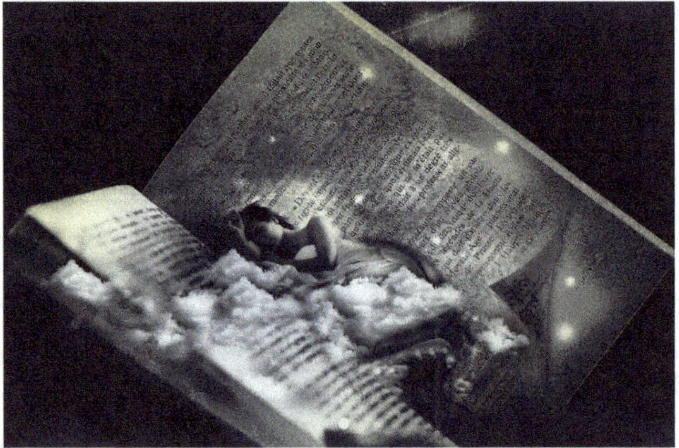

D'un autre côté, un sommeil de qualité a de nombreux bienfaits pour notre santé. Tout d'abord, il permet une meilleure récupération physique, en aidant notre corps à réparer les tissus endommagés et à produire des hormones essentielles pour la croissance et la régénération cellulaire.

En outre, un sommeil adéquat renforce notre système immunitaire, améliore notre humeur, notre concentration et notre productivité. Enfin, un sommeil réparateur peut même contribuer à prolonger notre espérance de vie.

Il est donc essentiel de comprendre les avantages d'un sommeil de qualité et de prendre des mesures pour améliorer notre sommeil. Les techniques que nous aborderons dans ce livre peuvent aider à résoudre de nombreux problèmes de sommeil, à réduire les symptômes de troubles du sommeil et à améliorer la qualité de notre sommeil en général.

Nous espérons que ce livre sera une ressource précieuse pour tous ceux qui cherchent à améliorer leur sommeil et à mener une vie plus saine et plus heureuse.

En travaillant ensemble pour mieux comprendre les mécanismes du sommeil et en adoptant des habitudes de sommeil saines, nous pouvons tous profiter des bienfaits d'un sommoil réparateur.

Partie 1 : Comprendre le sommeil
- **Les différentes phases du sommeil**

Le sommeil est un processus complexe qui se déroule en plusieurs phases.
Chacune de ces phases a des caractéristiques uniques qui affectent la qualité et la profondeur de notre sommeil. En comprenant ces phases, nous pouvons mieux comprendre comment améliorer notre sommeil et nous assurer d'avoir un sommeil réparateur et de qualité.

La première phase du sommeil est appelée phase d'endormissement. C'est lorsque nous commençons à nous détendre et que notre corps commence à ralentir. Cette phase peut durer quelques minutes ou plus longtemps en fonction de la personne.

Pendant cette phase, nous pouvons ressentir des sensations de picotements ou de frissons, et notre respiration et notre fréquence cardiaque ralentissent.

La deuxième phase du sommeil est la phase de sommeil léger. C'est la phase où nous sommes facilement réveillables et où notre corps commence à se préparer pour le sommeil profond.

Pendant cette phase, notre corps se détend encore plus et notre activité cérébrale commence à ralentir. Nous sommes moins conscients de notre environnement et notre respiration devient plus régulière.
La troisième phase est la phase de sommeil profond.

C'est la phase la plus importante pour un sommeil réparateur. Pendant cette phase, notre corps se régénère et se répare. Notre activité cérébrale ralentit considérablement, notre respiration devient plus lente et régulière et notre tension artérielle baisse. C'est également pendant cette phase que nous avons des rêves.

La quatrième phase est la phase de sommeil paradoxal ou sommeil REM (Rapid Eye Movement). Cette phase est caractérisée par des mouvements rapides des yeux et une activité cérébrale similaire à celle de l'état d'éveil. C'est également pendant cette phase que nous avons des rêves intenses et colorés.

Cette phase est importante pour le traitement de l'information et la consolidation de la mémoire.
Ces différentes phases du sommeil se répètent plusieurs fois au cours de la nuit, en passant de la phase d'endormissement à la phase de sommeil léger, puis à la phase de sommeil profond et enfin à la phase de sommeil paradoxal.

Il est important de noter que la durée de chaque phase peut varier d'une personne à l'autre et que la qualité du sommeil peut être affectée par de nombreux facteurs.

En comprenant les différentes phases du sommeil, nous pouvons mieux comprendre comment améliorer notre sommeil et nous assurer d'avoir un sommeil réparateur et de qualité.

- **Les cycles du sommeil**

Le sommeil est un processus complexe qui est caractérisé par différentes phases et cycles. Au cours de la nuit, notre corps passe par plusieurs cycles de sommeil qui se composent de différentes phases, chacune ayant une fonction spécifique.

Comprendre ces cycles de sommeil est essentiel pour comprendre comment améliorer la qualité de notre sommeil. Les cycles de sommeil sont déterminés par des changements dans l'activité électrique du cerveau, qui sont mesurés par un électroencéphalogramme (EEG).

Il y a deux types de sommeil: le sommeil lent (ou sommeil à ondes lentes) et le sommeil paradoxal (ou sommoil paradoxal).

Le sommeil lent est divisé en deux phases : le sommeil lent léger (ou sommeil à ondes alpha) et le sommeil lent profond (ou sommeil à ondes delta). Pendant le sommeil lent léger, notre corps commence à se détendre et notre respiration et notre rythme cardiaque ralentissent. C'est la phase où nous sommes les plus faciles à réveiller. Au cours du sommeil lent profond, notre corps se repose et se répare, nos muscles se relâchent et notre respiration devient plus lente et plus régulière. Le sommeil paradoxal est la phase où nous rêvons.

Le sommeil paradoxal est caractérisé par une activité cérébrale rapide et une respiration irrégulière. Pendant cette phase, nos yeux bougent rapidement d'un côté à l'autre sous nos paupières, d'où le nom de sommeil paradoxal (ou sommeil des yeux mouvants).

Le sommeil paradoxal est important pour la consolidation de la mémoire et l'apprentissage.

Le cycle de sommeil complet dure environ 90 minutes et se compose de plusieurs cycles de sommeil lent et paradoxal. Au début de la nuit, nous passons plus de temps en sommeil lent profond. Au fur et à mesure que la nuit avance, nous passons plus de temps en sommeil paradoxal.

Comprendre ces cycles de sommeil peut aider à identifier les problèmes de sommeil et à trouver des solutions pour les améliorer. Par exemple, si vous vous réveillez fréquemment pendant la nuit, il est possible que vous ne passiez pas suffisamment de temps en sommeil lent profond.

Si vous avez du mal à vous endormir, il est possible que vous ne passiez pas suffisamment de temps en sommeil lent léger.

En comprenant les cycles de sommeil, vous pouvez également adapter votre routine de sommeil pour améliorer la qualité de votre sommeil. Par exemple, il est recommandé d'aller se coucher à la même heure tous les soirs pour aider votre corps à réguler son horloge interne et à mieux s'adapter aux cycles de sommeil.

Vous pouvez également éviter les écrans avant de vous coucher, car la lumière bleue émise par les écrans peut perturber la production de mélatonine, une hormone qui régule le sommeil.

En conclusion, comprendre les cycles du sommeil est une étape essentielle pour améliorer la qualité de votre sommeil. En identifiant les problèmes de sommeil et en adaptant votre mode de vie et vos habitudes de sommeil en conséquence, vous pouvez améliorer considérablement votre sommeil et ainsi votre qualité de vie globale.

Hors mis comprendre les cycles du sommeil, il est important de se rappeler que chaque individu a des besoins de sommeil différents.

Certaines personnes peuvent fonctionner parfaitement avec seulement 6 heures de sommeil, tandis que d'autres ont besoin de 9 heures pour se sentir bien reposés. Il est donc important de trouver le temps de sommeil qui convient le mieux à votre corps et à votre style de vie.

En fin de compte, en utilisant les connaissances acquises sur les différents cycles du sommeil, vous pouvez trouver des moyens de mieux dormir et de bénéficier de tous les avantages que le sommeil a à offrir.

- **Les effets du manque de sommeil**

Le sommeil est une nécessité fondamentale de la vie, et le manque de sommeil peut avoir de graves conséquences sur la santé physique et mentale. Les effets du manque de sommeil peuvent être immédiats ou se manifester sur le long terme.

Les conséquences peuvent aller d'une simple fatigue à une augmentation du risque de développer des maladies chroniques telles que l'hypertension artérielle, le diabète, l'obésité, les maladies cardiovasculaires et même certains cancers.

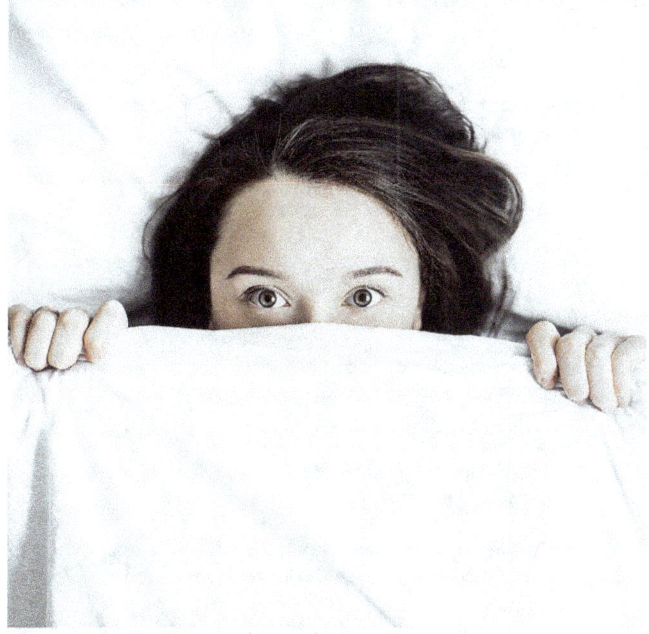

Les effets du manque de sommeil sur la santé mentale sont tout aussi importants que ceux sur la santé physique.
Les personnes qui dorment peu ou mal sont plus sujettes à l'anxiété, à la dépression, à la confusion mentale, à l'irritabilité, aux sautes d'humeur

et aux troubles de l'attention. Le manque de sommeil peut également réduire la capacité à gérer le stress et les émotions, ce qui peut avoir un impact sur les relations sociales et professionnelles.

Le manque de sommeil peut également avoir un impact sur les performances cognitives et physiques.

Une nuit de sommeil insuffisante peut entraîner une baisse de l'attention, de la concentration, de la mémoire et de la capacité à résoudre des problèmes.

Les personnes qui dorment mal peuvent également éprouver des difficultés à accomplir des tâches simples ou à réagir rapidement en situation de stress.

Il est important de comprendre que le manque de sommeil est un problème courant, mais qu'il peut être traité.

Il est recommandé de chercher des solutions si le manque de sommeil est persistant ou si les effets sur la santé physique et mentale sont importants.

Des changements simples dans les habitudes de sommeil peuvent parfois suffire à améliorer la qualité et la quantité de sommeil.

Dans les chapitres suivants de ce livre, nous explorerons diverses techniques pour améliorer la qualité de votre sommeil et réduire le risque de manque de sommeil.

En comprenant les effets du manque de sommeil, vous serez mieux armé pour prendre soin de votre santé et de votre bien-être.

Prenez le temps de découvrir les différentes techniques qui peuvent vous aider à dormir comme un bébé.

Partie 2 : Les facteurs qui influencent le sommeil

- **L'environnement de sommeil**

Dans cette partie du livre, nous allons nous intéresser à l'environnement de sommeil et à son importance pour obtenir un sommeil de qualité. De nombreux facteurs peuvent influencer notre capacité à dormir, et l'environnement de sommeil en est un élément clé.

En effet, la qualité de notre sommeil peut être grandement améliorée en créant un environnement de sommeil propice à la détente et au repos.

- **L'environnement de sommeil**

est un concept qui englobe tous les éléments qui peuvent influencer la qualité de votre sommeil, tels que la température de la pièce, le niveau de bruit, la luminosité et même la qualité de votre matelas et de votre oreiller.

Voici quelques éléments à prendre en compte pour améliorer votre environnement de sommeil :

1. **La température de la pièce :** la température de votre chambre peut avoir un impact considérable sur la qualité de votre sommeil. En effet, il est recommandé de dormir dans une chambre fraîche, autour de 18-20 degrés Celsius. Une température trop élevée peut vous rendre mal à l'aise et vous empêcher de vous endormir, tandis qu'une température trop basse peut vous empêcher d'avoir un sommeil réparateur.

2. **Le niveau de bruit :** le bruit peut être une véritable nuisance pour certaines personnes qui ont besoin de silence pour dormir. Si vous êtes sensible au bruit, il est recommandé de dormir dans une pièce calme, à l'écart des bruits extérieurs.

   Si cela n'est pas possible, vous pouvez investir dans des bouchons d'oreilles ou utiliser un bruit blanc pour masquer les bruits environnants.

3. **La luminosité** : la lumière peut également avoir un impact sur la qualité de votre sommeil. Il est recommandé de dormir dans une pièce sombre pour favoriser la production de mélatonine, l'hormone du sommeil.

   Si vous ne parvenez pas à avoir une chambre complètement sombre, vous pouvez utiliser des rideaux occultants ou un masque de sommeil pour bloquer la lumière.

4. **La qualité de votre matelas et de votre oreiller** : votre matelas et votre oreiller sont des éléments essentiels de votre environnement de sommeil. Il est important de choisir un matelas et un oreiller qui soutiennent correctement votre corps et qui sont confortables pour vous.

   Si votre matelas est trop mou ou trop dur, ou si votre oreiller ne soutient pas correctement votre tête et votre cou, vous risquez de souffrir de douleurs et d'inconfort pendant la nuit.

En résumé, l'environnement de sommeil est un élément important à prendre en compte pour obtenir un sommeil de qualité. En veillant à la température, au niveau de bruit, à la luminosité et à la qualité de votre matelas et de votre oreiller, vous pouvez améliorer considérablement la qualité de votre sommeil.

Dans la prochaine section, nous allons explorer un autre facteur important qui peut influencer votre sommeil : votre mode de vie.

- **L'alimentation et l'exercice physique**

L'alimentation et l'exercice physique jouent un rôle crucial dans la qualité de notre sommeil. Il est important de comprendre comment ces facteurs influencent notre sommeil pour pouvoir les utiliser à notre avantage.

Tout d'abord, parlons de l'alimentation. Il est important de bien manger pour avoir un sommeil de qualité. Évitez les repas lourds et riches en gras le soir, car cela peut provoquer des problèmes de digestion et perturber votre sommeil.

Il est également important d'éviter les aliments qui contiennent de la caféine, comme le café, le thé et le chocolat, car cela peut empêcher de s'endormir.

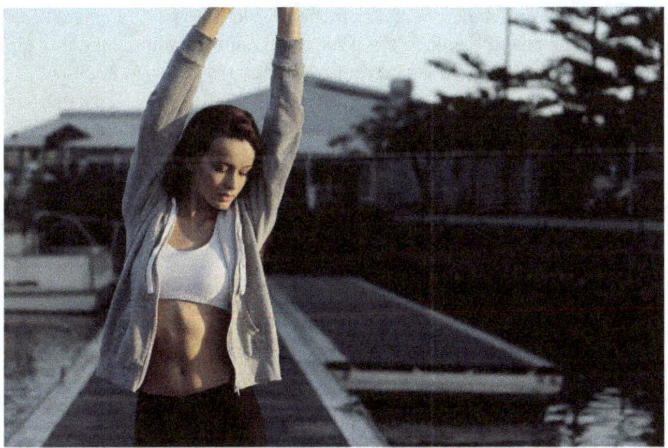

Il existe également des aliments qui peuvent aider à favoriser le sommeil. Les aliments riches en tryptophane, comme les bananes, les noix et les graines, peuvent aider à stimuler la production de sérotonine, une hormone qui favorise la relaxation et la somnolence.

Les aliments riches en magnésium, comme les légumes verts feuillus, les noix et les graines, peuvent également aider à favoriser le sommeil.

En ce qui concerne l'exercice physique, il a été démontré qu'il améliore la qualité du sommeil.

L'exercice régulier peut aider à réduire le stress et l'anxiété, qui sont souvent des facteurs qui contribuent aux problèmes de sommeil.

Cependant, il est important d'éviter de faire de l'exercice intense juste avant de se coucher, car cela peut empêcher de s'endormir.

Il est préférable de faire de l'exercice en début de journée ou en début de soirée.

En plus de l'alimentation et de l'exercice physique, il est également important de prendre en compte d'autres facteurs environnementaux qui peuvent influencer la qualité de notre sommeil.

Assurez-vous que votre chambre est sombre, silencieuse et à une température confortable pour favoriser un sommeil réparateur. Évitez les écrans avant de dormir, car la lumière bleue qu'ils émettent peut perturber la production de mélatonine, une hormone qui régule notre cycle veille-sommeil.

En conclusion, l'alimentation et l'exercice physique sont deux facteurs importants qui influencent notre sommeil. En choisissant les bons aliments et en faisant de l'exercice régulièrement, vous pouvez améliorer la qualité de votre sommeil.
Il est également important de prendre en compte d'autres facteurs environnementaux pour favoriser un sommeil réparateur.

- **Les habitudes de sommeil**

Les habitudes de sommeil peuvent grandement influencer la qualité de notre sommeil et notre bien-être général.

Nous avons tous des habitudes différentes, certaines bonnes et d'autres moins bonnes, mais il est important de comprendre comment ces habitudes peuvent affecter notre sommeil et comment nous pouvons les ajuster pour améliorer notre sommeil.

Tout d'abord, il est important de créer une routine de sommeil régulière. Cela signifie se coucher et se réveiller à la même heure chaque jour, même les week-ends.

En gardant une routine de sommeil régulière, notre corps s'habitue à ce rythme et nous avons plus de facilité à nous endormir et à nous réveiller le matin.
Évitez de veiller tard ou de dormir tard le week-end, car cela peut dérégler votre rythme circadien et vous empêcher de vous endormir plus tard dans la semaine.

Ensuite, il est important de créer un environnement de sommeil favorable. Cela signifie une chambre confortable et fraîche, sans lumière ni bruit excessifs. Les oreillers et le matolac doivent être confortables et soutenir correctement la tête et la colonne vertébrale.

Si possible, éteignez tous les appareils électroniques et évitez de travailler dans la chambre à coucher, car cela peut perturber notre sommeil.

La consommation de caféine et d'alcool doit également être surveillée, car ces substances peuvent perturber notre sommeil.

La caféine est un stimulant qui peut rester dans notre corps pendant des heures, ce qui peut rendre difficile l'endormissement.
L'alcool, quant à lui, peut nous aider à nous endormir plus rapidement, mais peut également perturber notre sommeil en interrompant les cycles de sommeil.

L'exercice physique peut également affecter notre sommeil. L'exercice régulier peut nous aider à mieux dormir la nuit, mais l'exercice intensif avant le coucher peut nous empêcher de nous endormir rapidement.

Il est recommandé de faire de l'exercice au moins 3 heures avant le coucher pour permettre à notre corps de se détendre avant de dormir.
Enfin, il est important de prendre en compte notre propre rythme de sommeil.

Certaines personnes sont plus productives la nuit et préfèrent se coucher tard, tandis que d'autres sont plus productives le matin et se couchent plus tôt.

Il est important de reconnaître notre propre rythme de sommeil et de travailler avec celui-ci plutôt que de lutter contre lui.

En conclusion, nos habitudes de sommeil peuvent grandement affecter la qualité de notre sommeil.

En créant une routine de sommeil régulière, en créant un environnement de sommeil favorable, en surveillant notre consommation de caféine et d'alcool, en faisant de l'exercice régulièrement et en prenant en compte notre propre rythme de sommeil, nous pouvons améliorer notre sommeil et notre bien-être général.

- **La gestion du stress**

La gestion du stress peut avoir un impact important sur la qualité de votre sommeil.

Le stress peut provoquer des troubles du sommeil, tels que l'insomnie, les cauchemars et les réveils fréquents pendant la nuit.

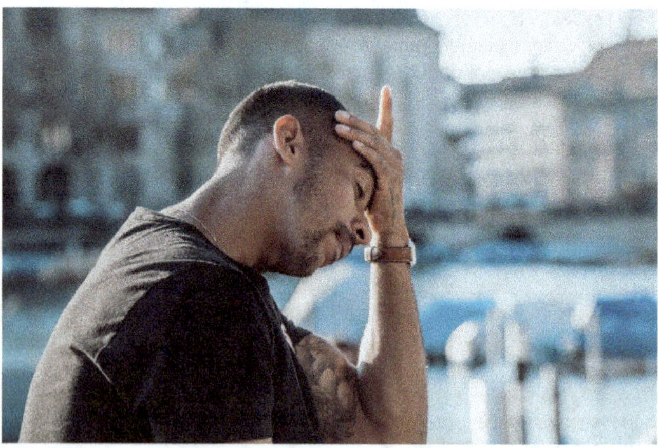

Il est donc important de trouver des moyens efficaces pour gérer le stress afin de favoriser un sommeil réparateur.

Il existe de nombreuses techniques de gestion du stress que vous pouvez essayer, notamment la méditation, la relaxation musculaire progressive, la respiration profonde, le yoga et l'exercice physique régulier.

Ces techniques ont toutes été démontrées comme étant efficaces pour réduire le stress et favoriser un sommoil do qualité.

La méditation, par exemple, peut aider à calmer l'esprit et à réduire l'anxiété, ce qui peut faciliter l'endormissement et améliorer la qualité du sommeil.

La relaxation musculaire progressive consiste à contracter puis relâcher les muscles de différentes parties du corps, ce qui peut aider à réduire les tensions et le stress.

La respiration profonde est une technique simple qui consiste à respirer lentement et profondément en se concentrant sur la respiration, ce qui peut aider à calmer l'esprit et à réduire l'anxiété. Le yoga, quant à lui, peut aider à réduire le stress et à améliorer la flexibilité et la force physique.

Enfin, l'exercice physique régulier peut aider à réduire le stress, à améliorer la qualité du sommeil et à favoriser la santé générale. Il est recommandé de faire de l'exercice physique au moins 30 minutes par jour, de préférence à l'extérieur pour profiter des bienfaits de la lumière naturelle du soleil.

En conclusion, la gestion du stress est un élément clé pour favoriser un sommeil réparateur.
Essayez différentes techniques pour trouver celle qui convient le mieux à votre style de vie et à vos préférences.

En combinant des techniques de gestion du stress avec d'autres facteurs importants tels qu'une alimentation saine, un environnement de sommeil confortable et des habitudes de sommeil régulières, vous pouvez améliorer considérablement la qualité de votre sommeil.

Partie 3 : Les techniques pour améliorer le sommeil

- **Les techniques de relaxation**

Le stress, l'anxiété, la dépression, les pensées obsessives et les soucis quotidiens sont autant de facteurs qui peuvent perturber le sommeil.

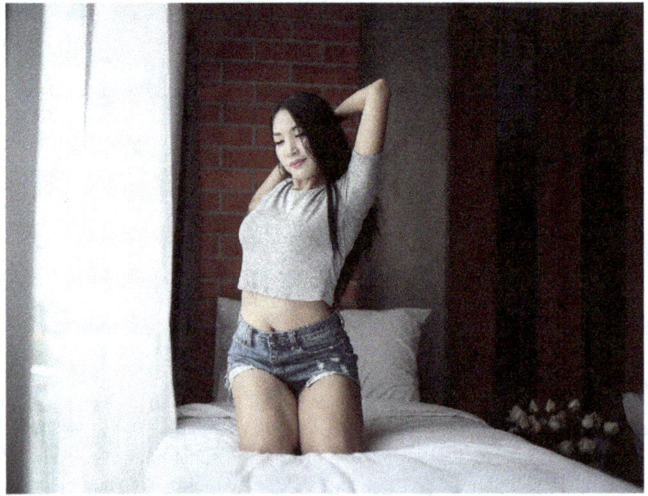

Pour mieux dormir, il est donc important de savoir se relaxer et de se libérer mentalement et physiquement de toutes ces tensions.

Dans ce chapitre, nous allons donc découvrir différentes techniques de relaxation qui peuvent vous aider à mieux dormir.

1. **La respiration profonde**

La respiration profonde est une technique simple et efficace de relaxation qui peut être pratiquée à tout moment de la journée, mais qui est particulièrement utile au moment du coucher.

Pour pratiquer la respiration profonde, il suffit de s'allonger confortablement sur le dos, de poser les mains sur le ventre et de respirer lentement et profondément en gonflant le ventre à l'inspiration et en le dégonflant à l'expiration. Cette technique permet de se concentrer sur sa respiration et de relâcher les tensions corporelles.

2. La méditation

La méditation est une pratique de relaxation mentale qui peut aider à calmer l'esprit et à réduire l'anxiété et le stress. Il existe de nombreuses formes de méditation, mais la méditation de pleine conscience est l'une des plus courantes.

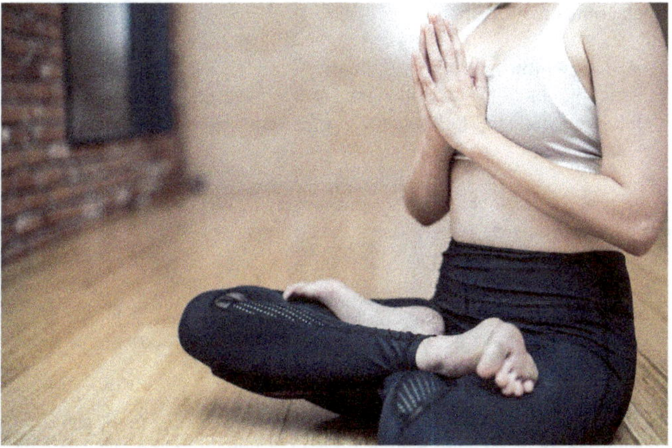

Pour pratiquer la méditation de pleine conscience, il suffit de s'asseoir confortablement, de fermer les yeux et de se concentrer sur sa respiration. L'objectif est de rester présent dans l'instant présent et d'observer ses pensées et ses sensations sans les juger ni s'y attacher.

La méditation peut être pratiquée à tout moment de la journée, mais il est conseillé de la pratiquer régulièrement pour en retirer les bienfaits sur le long terme.

3. Le yoga

Le yoga est une pratique millénaire originaire d'Inde qui allie des exercices physiques et des techniques de respiration à une relaxation profonde.

Le yoga peut aider à réduire le stress, l'anxiété et l'insomnie en améliorant la circulation sanguine, la flexibilité et la force musculaire. Il existe de nombreuses poses de yoga qui peuvent être pratiquées pour améliorer le sommeil, comme la pose de l'enfant, la pose du cadavre, la posture de l'arc et la posture de la grenouille.

Il est recommandé de pratiquer le yoga régulièrement pour en ressentir les bienfaits sur le sommeil.

4. Les techniques de visualisation

Les techniques de visualisation sont des techniques de relaxation mentale qui impliquent l'imagination et la visualisation d'images apaisantes.

Pour pratiquer la technique de visualisation, il suffit de s'asseoir confortablement, de fermer les yeux et d'imaginer un lieu calme et apaisant, comme une plage ou une forêt.

L'objectif est de se concentrer sur les détails de ce lieu et d'imaginer toutes les sensations associées, comme le bruit des vagues ou le chant des oiseaux.

Les techniques de relaxation, telles que la méditation, la respiration profonde et la visualisation, peuvent aider à améliorer la qualité de votre sommeil.

La visualisation est une technique de relaxation mentale qui implique la création d'images mentales positives pour aider à réduire le stress et l'anxiété.

La visualisation consiste à créer des images mentales de lieux ou de scènes paisibles et agréables. Vous pouvez imaginer une plage ensoleillée, une forêt luxuriante ou une prairie verdoyante.

En vous concentrant sur ces images, vous pouvez réduire les pensées anxieuses et stressantes qui peuvent vous empêchor de dormir.
Il est important de créer une visualisation qui correspond à vos préférences et à votre personnalité.

Si vous êtes une personne visuelle, vous pouvez imaginer des couleurs et des textures vives et lumineuses. Si vous êtes plus attiré par les sons, vous pouvez ajouter des bruits de la nature tels que le son de l'eau qui coule ou le chant des oiseaux.

La méditation est une autre technique de relaxation efficace pour améliorer la qualité du sommeil. La méditation consiste à se concentrer sur un objet, un son ou une image mentale pour calmer l'esprit et réduire le stress.

La méditation peut aider à réduire l'activité cérébrale, ce qui peut favoriser l'endormissement et améliorer la qualité du sommeil.

La respiration profonde est une technique de relaxation simple mais efficace pour améliorer le sommeil.

Elle consiste à inspirer profondément par le nez, en comptant jusqu'à quatre, puis à expirer lentement par la bouche, en comptant jusqu'à huit. Cette technique peut aider à réduire le rythme cardiaque et à calmer le corps et l'esprit.

Enfin, la pratique de la relaxation musculaire progressive peut aider à réduire le stress et l'anxiété et à améliorer la qualité du sommeil.

Cette technique implique de contracter et de relâcher progressivement chaque groupe musculaire du corps, en commençant par les pieds et en remontant jusqu'à la tête.

Cette technique peut aider à réduire la tension musculaire et à favoriser la relaxation globale du corps.

En conclusion, les techniques de relaxation peuvent être très utiles pour améliorer la qualité de votre sommeil. Il existe de nombreuses techniques différentes que vous pouvez essayer, et il est important de trouver celles qui fonctionnent le mieux pour vous.

Avec de la pratique et de la patience, vous pouvez utiliser ces techniques pour améliorer votre sommeil et profiter d'une meilleure santé et d'un bien-être global.

- **La méditation**

La méditation est une pratique ancienne qui implique la concentration de l'esprit sur un objet, une pensée ou une activité pour atteindre un état de conscience tranquille et stable.

Elle est considérée comme une technique efficace pour améliorer la qualité du sommeil en réduisant le stress et l'anxiété, en apaisant l'esprit et en favorisant une relaxation profonde.

Il est possible de pratiquer la méditation de diverses façons, mais les principes de base sont les mêmes. Pour commencer, il est important de trouver un endroit calme et paisible pour méditer.

Vous pouvez vous asseoir sur un coussin de méditation, sur une chaise confortable ou même vous allonger si vous préférez. Il est préférable de choisir un moment où vous ne serez pas dérangé et où vous pourrez vous concentrer pleinement sur votre pratique.

La technique de méditation la plus courante consiste à se concentrer sur la respiration.

Pour ce faire, fermez les yeux et portez votre attention sur votre respiration. Inspirez profondément, retenez votre respiration pendant quelques secondes, puis expirez lentement.

Concentrez-vous sur le mouvement de l'air entrant et sortant de votre corps. Si votre esprit commence à divaguer, ramenez simplement votre attention sur votre respiration.

Une autre technique de méditation consiste à se concentrer sur un mot ou une phrase répétitive, appelée mantra.

Choisissez un mantra simple et significatif pour vous, comme "calme" ou "paix". Répétez le mantra lentement et régulièrement dans votre esprit.

Si votre esprit commence à divaguer, ramenez simplement votre attention sur votre mantra.

La méditation peut également être pratiquée en écoutant de la musique relaxante ou des sons de la nature, comme le bruit des vagues ou des oiseaux.

Vous pouvez également utiliser des vidéos guidées de méditation pour vous aider à vous concentrer et à vous détendre.

Les bienfaits de la méditation sont nombreux et bien documentés. La méditation peut aider à réduire le stress et l'anxiété, à améliorer la concentration et la clarté mentale, à renforcer le système immunitaire et à réduire la tension artérielle.

Elle peut également aider à améliorer la qualité du sommeil en favorisant la relaxation et en apaisant l'esprit.

Pour profiter des bienfaits de la méditation sur votre sommeil, il est recommandé de pratiquer régulièrement, idéalement tous les jours.

Même quelques minutes par jour peuvent faire une grande différence.

Il est important de trouver une pratique qui vous convient et qui vous aide à vous détendre et à vous concentrer.

Avec de la pratique, la méditation peut devenir une habitude bénéfique et agréable qui peut améliorer la qualité de votre sommeil et de votre vie en général.

- **Les exercices de respiration**

Dans notre vie quotidienne, nous sommes souvent confrontés à des moments de stress et d'anxiété qui peuvent perturber notre sommeil.

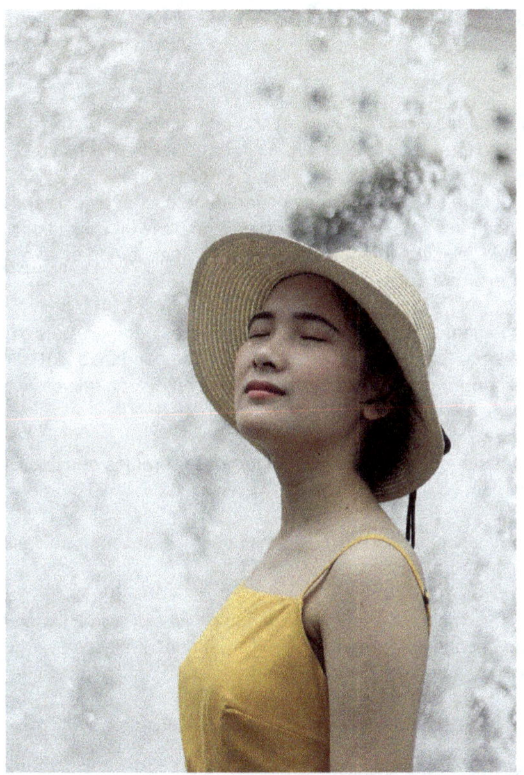

Les exercices de respiration sont une technique simple et efficace pour améliorer la qualité de notre sommeil en réduisant le stress et l'anxiété.

La respiration est un processus naturel que nous effectuons automatiquement, mais nous pouvons également utiliser cette fonction pour contrôler notre état de stress.

Les exercices de respiration impliquent des techniques spécifiques pour contrôler la respiration, ce qui peut aider à réduire l'anxiété et à calmer l'esprit.

Voici quelques exercices de respiration pour améliorer votre sommeil :

1. Respiration abdominale

Une technique simple et efficace pour détendre le corps et l'esprit. Pour commencer, asseyez-vous ou allongez-vous dans un endroit calme et confortable. Placez votre main droite sur votre abdomen et votre main gauche sur votre poitrine.

Inspirez lentement par le nez en gonflant votre abdomen, puis expirez lentement par la bouche. Répétez cet exercice pendant 5 à 10 minutes, en vous concentrant sur votre respiration et en détendant votre corps.

2. Respiration alternée

Technique de respiration qui peut aider à équilibrer les deux côtés de votre cerveau, ce qui peut favoriser la relaxation et améliorer le sommeil.

Pour commencer, asseyez-vous dans une position confortable avec la colonne vertébrale droite.

Placez votre main droite sur votre narine droite et inspirez lentement par la narine gauche. Retenez votre souffle pendant quelques secondes, puis expirez lentement par la narine droite.

Répétez cet exercice en alternant les narines pendant 5 à 10 minutes.

3. Respiration profonde

Celle ci est une technique simple pour améliorer la respiration et détendre le corps. Pour commencer, allongez-vous sur le dos et placez une main sur votre abdomen.

Inspirez lentement par le nez en gonflant votre abdomen, puis expirez lentement par la bouche en relâchant votre abdomen.

Répétez cet exercice pendant 5 à 10 minutes, en vous concentrant sur votre respiration et en détendant votre corps.

4. Respiration 4-7-8

Une technique de respiration qui peut aider à réduire l'anxiété et à favoriser la relaxation. Pour commencer, asseyez-vous ou allongez-vous dans une position confortable.

Inspirez lentement par le nez pendant 4 secondes, retenez votre souffle pendant 7 secondes, puis expirez lentement par la bouche pendant 8 secondes. Répétez cet exercice pendant 5 à 10 minutes.

En conclusion, les exercices de respiration sont une technique simple et efficace pour améliorer la qualité de votre sommeil en réduisant le stress et l'anxiété.

Pratiquez régulièrement ces exercices pour améliorer votre santé globale et votre bien-être mental.

- **Les plantes pour favoriser le sommeil**

Les plantes peuvent être une aide naturelle pour favoriser le sommeil.

Depuis des siècles, les herboristes et les guérisseurs utilisent des plantes pour leurs propriétés sédatives, relaxantes et apaisantes pour aider les personnes à mieux dormir.

Voici quelques plantes qui peuvent aider à améliorer la qualité du sommeil :

1. **La camomille :**

   la camomille est probablement l'une des plantes les plus populaires pour favoriser le sommeil. Elle contient des flavonoïdes qui ont des propriétés relaxantes et anti-inflammatoires.

   La camomille est souvent consommée sous forme de tisane avant le coucher pour aider à calmer l'esprit et à induire le sommeil.

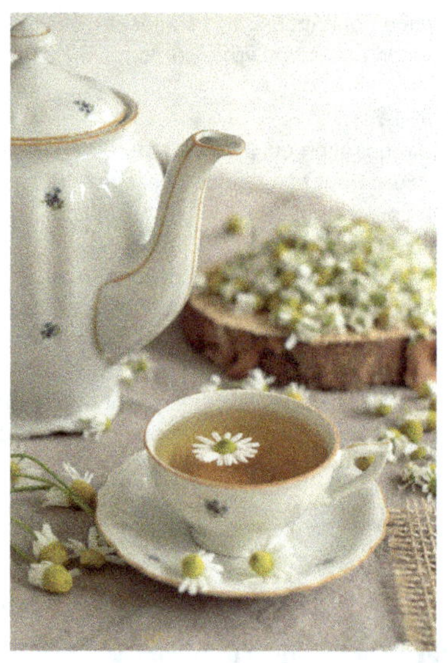

2. **Le valériane :**
   la valériane est une plante utilisée depuis des siècles pour aider à réduire l'anxiété et à favoriser le sommeil.

   Elle agit sur le système nerveux en augmentant la quantité d'acide gamma-aminobutyrique (GABA), un neurotransmetteur qui régule l'activité cérébrale et favorise la relaxation.

3. **La passiflore :**
   la passiflore est une plante utilisée pour ses propriétés calmantes et sédatives. Elle agit en augmentant les niveaux de GABA dans le cerveau, aidant ainsi à calmer l'esprit et à induire le sommeil.

   La passiflore peut être consommée sous forme de tisane ou de complément alimentaire.

4. **La lavande :**

   la lavande est une plante connue pour son parfum apaisant et
   relaxant. Elle peut aider à réduire l'anxiété et à favoriser le
   sommeil en agissant sur le système nerveux et en réduisant
   l'activité cérébrale.

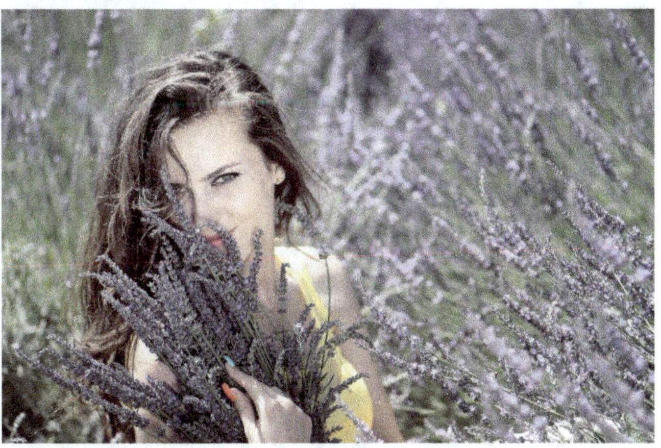

5. **Le houblon :**

   le houblon est une plante souvent associée à la bière, mais il peut
   également aider à favoriser le sommeil.

   Il contient des composés qui ont des propriétés sédatives et
   anxiolytiques, aidant ainsi à réduire l'anxiété et à favoriser le
   sommeil.

Il est important de noter que les plantes ne sont pas des remèdes
miracles pour les problèmes de sommeil. Si vous éprouvez des
problèmes de sommeil chroniques, il est important de consulter un
professionnel de la santé pour obtenir un diagnostic et un traitement
appropriés.

Cela étant dit, l'utilisation de plantes peut être une aide naturelle et efficace pour favoriser le sommeil et améliorer la qualité du sommeil.

- **La sophrologie**

Une technique de relaxation qui vise à harmoniser le corps et l'esprit pour favoriser une meilleure qualité de sommeil. Cette pratique s'appuie sur des exercices de respiration, de visualisation et de détente musculaire, ainsi que sur des techniques de méditation et de pleine conscience.

L'objectif principal de la sophrologie est de permettre à la personne de se relaxer mentalement et physiquement, afin de réduire le stress et l'anxiété qui peuvent perturber le sommeil.

En effet, en cas de stress ou d'anxiété, le corps sécrète des hormones telles que le cortisol et l'adrénaline, qui peuvent rendre difficile l'endormissement et perturber le sommeil profond.

La sophrologie permet de développer une meilleure conscience de son corps et de ses sensations, en se concentrant sur l'instant présent et en relâchant les tensions physiques et mentales. Elle peut également aider à mieux gérer les émotions et à améliorer la qualité de la respiration, en favorisant une respiration abdominale lente et profonde.

Pour pratiquer la sophrologie, il est recommandé de se faire accompagner par un professionnel formé à cette méthode.
Celui-ci pourra guider la personne dans les différentes techniques de relaxation, adaptées à ses besoins et à son niveau de pratique. Il est également possible de trouver des séances de sophrologie en ligne, à travers des vidéos ou des podcasts.

La sophrologie peut être pratiquée à tout moment de la journée, mais il est recommandé de l'intégrer dans une routine du soir, avant le coucher. Cette pratique permet de se détendre après une journée stressante et de se préparer mentalement et physiquement au sommeil.

Les exercices de relaxation peuvent être réalisés allongé sur le dos ou assis confortablement, et peuvent inclure des exercices de respiration, de visualisation et de détente musculaire.

En conclusion, la sophrologie est une technique de relaxation efficace pour favoriser le sommeil et réduire le stress et l'anxiété qui peuvent perturber le sommeil.

Elle permet de développer une meilleure conscience de son corps et de ses sensations, et de mieux gérer ses émotions.

Il est recommandé de se faire accompagner par un professionnel pour pratiquer cette méthode en toute sécurité.

- **Les techniques de visualisation**

Les techniques de visualisation sont une méthode efficace pour aider à calmer l'esprit et à réduire l'anxiété, ce qui peut améliorer considérablement la qualité du sommeil.

Cette méthode consiste à créer des images mentales relaxantes pour vous aider à vous endormir plus facilement et à rester endormi plus longtemps.

La visualisation peut être utilisée seule ou en combinaison avec d'autres techniques de relaxation pour aider à créer un environnement de sommeil paisible et réparateur.

Voici quelques techniques de visualisation que vous pouvez utiliser pour améliorer votre sommeil :

1. **La visualisation de la plage** : Imaginez-vous sur une plage paisible, les pieds dans le sable, écoutant le bruit des vagues. Visualisez chaque détail, y compris la température de l'air, l'odeur de l'océan, le bruit des oiseaux et le soleil qui se couche à l'horizon.

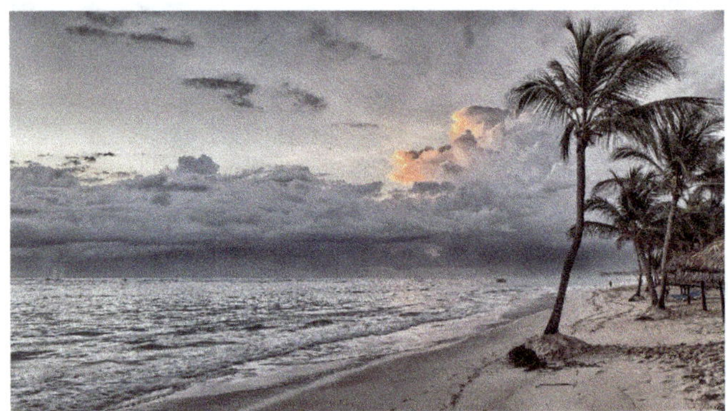

2. **La visualisation du jardin :** Imaginez-vous dans un jardin magnifique et paisible, rempli de fleurs et d'arbres. Visualisez chaque détail, y compris les couleurs, les parfums et les sons du jardin. Vous pouvez même imaginer que vous marchez pieds nus dans l'herbe douce.

3. **La visualisation de la montagne :** Imaginez-vous sur le sommet d'une montagne enneigée, entouré de neige et de glace. Visualisez chaque détail, y compris la fraîcheur de l'air, la beauté du paysage et la sensation de paix et de tranquillité.

4. **La visualisation des étoiles :** Imaginez-vous allongé dans un champ sombre, regardant les étoiles scintiller dans le ciel. Visualisez chaque détail, y compris les constellations, les couleurs des étoiles et les bruits de la nuit.

5. **La visualisation de la mer :** Imaginez-vous sur un bateau, en train de naviguer sur une mer calme et paisible. Visualisez chaque détail, y compris la couleur de l'eau, la brise marine, les mouvements du bateau et la sensation de liberté et de détente.

Il est important de se rappeler que la visualisation est une technique personnelle et unique à chacun.
Trouvez une image qui vous inspire et qui vous apporte une sensation de calme et de tranquillité.

Vous pouvez également utiliser des enregistrements audio de visualisation guidée pour vous aider à vous détendre.

En conclusion, la visualisation est une technique simple et efficace pour améliorer la qualité de votre sommeil. Elle peut vous aider à vous détendre, à réduire l'anxiété et à vous préparer à un sommeil réparateur. N'hésitez pas à expérimenter différentes images et méthodes de visualisation pour trouver ce qui fonctionne le mieux pour vous.

- **La luminothérapie**

La luminothérapie est une technique de traitement qui utilise une source de lumière pour stimuler le cerveau et le corps. Elle est souvent utilisée pour traiter les troubles du sommeil, tels que l'insomnie et le syndrome de retard de phase du sommeil.

Comment fonctionne la luminothérapie pour améliorer le sommeil ?
Le corps humain est régulé par un rythme circadien, qui est une horloge interne qui régule le cycle veille-sommeil.

Ce rythme est influencé par la lumière et l'obscurité. La luminothérapie utilise une lumière vive et intense pour imiter la lumière naturelle du soleil et ajuster le rythme circadien.

Elle stimule également la production de sérotonine, une substance chimique qui régule l'humeur et favorise la relaxation.

La luminothérapie peut être utilisée à différents moments de la journée pour aider à améliorer le sommeil. Elle peut être utilisée le matin pour aider à réguler le rythme circadien et aider à s'endormir plus rapidement le soir.

Elle peut également être utilisée le soir pour aider à réguler les niveaux de mélatonine, une hormone qui favorise le sommeil.

Quels sont les avantages de la luminothérapie pour améliorer le sommeil ?

La luminothérapie peut avoir plusieurs avantages pour améliorer le sommeil, notamment :

1. **Amélioration de la qualité du sommeil** : La luminothérapie peut aider à réguler le rythme circadien, ce qui peut améliorer la qualité du sommeil et aider à s'endormir plus rapidement.

2. **Réduction de l'insomnie** : La luminothérapie peut aider à réduire l'insomnie et à améliorer le sommeil chez les personnes souffrant de troubles du sommeil.

3. **Régulation de l'humeur** : La luminothérapie peut aider à réguler l'humeur et à réduire les symptômes de dépression et d'anxiété.

4. **Amélioration de l'énergie** : La luminothérapie peut aider à augmenter l'énergie et à réduire la fatigue pendant la journée.

5. **Réduction des symptômes liés au jet lag** : La luminothérapie peut aider à réduire les symptômes liés au jet lag en ajustant le rythme circadien.

Quels sont les risques associés à la luminothérapie ?
Bien que la luminothérapie soit généralement considérée comme sûre, il existe certains risques associés à cette technique.

Les effets secondaires courants peuvent inclure des maux de tête, une irritabilité, une agitation, une fatigue et une sécheresse oculaire. Dans de rares cas, la luminothérapie peut provoquer des épisodes de manie chez les personnes atteintes de troubles bipolaires.

Il est important de consulter un médecin avant de commencer un traitement par luminothérapie, en particulier si vous prenez des médicaments ou si vous avez des antécédents de troubles de l'humeur.

- **La musicothérapie**

La musicothérapie est une technique de relaxation qui utilise la musique pour réduire le stress et favoriser le sommeil. Elle consiste à écouter de la musique spécialement conçue pour favoriser la relaxation et la méditation.

Cette technique est de plus en plus utilisée pour améliorer la qualité du sommeil.

La musicothérapie utilise des sons et des rythmes pour induire un état de relaxation profonde. La musique peut être douce ou rythmée, selon les préférences de chaque personne.

Elle peut être écoutée avec des écouteurs ou diffusée dans une pièce calme. Les effets de la musicothérapie sont nombreux et peuvent aider à améliorer la qualité du sommeil.

La musicothérapie peut aider à réduire le stress et l'anxiété, deux facteurs qui peuvent perturber le sommeil.
En écoutant de la musique relaxante, il est possible de réduire les niveaux de cortisol, l'hormone du stress, dans le corps.

Les personnes qui écoutent de la musique avant de se coucher peuvent également réduire leur anxiété et leur tension musculaire, ce qui facilite l'endormissement.

La musicothérapie peut également aider à améliorer la qualité du sommeil en favorisant la production de sérotonine et de mélatonine, deux hormones qui régulent le sommeil.

En écoutant de la musique relaxante, il est possible de stimuler la production de ces hormones, ce qui peut aider à s'endormir plus rapidement et à améliorer la qualité du sommeil.

De plus, la musicothérapie peut aider à réduire la douleur et à améliorer l'humeur, deux facteurs qui peuvent également affecter le sommeil. En écoutant de la musique, il est possible de réduire la perception de la douleur et d'améliorer l'humeur, ce qui peut aider à se détendre et à s'endormir plus facilement.

Pour bénéficier des effets de la musicothérapie sur le sommeil, il est important de choisir la musique adaptée. Les musiques douces et apaisantes sont recommandées, comme la musique classique, la musique new age, la musique de relaxation ou la musique ambient.

Il est également important d'écouter la musique dans un environnement calme et confortable, sans distractions ni bruits de fond.

En résumé, la musicothérapie est une technique de relaxation efficace pour améliorer la qualité du sommeil. Elle peut aider à réduire le stress, l'anxiété et la douleur, tout en favorisant la production d'hormones régulant le sommeil.

Il est recommandé de choisir la musique adaptée et de l'écouter dans un environnement calme et confortable pour profiter pleinement de ses bienfaits sur le sommeil.

- **Les binaural beats**

Les binaural beats, également connus sous le nom de battements binauraux, sont une technique de stimulation auditive qui est souvent utilisée pour améliorer la qualité du sommeil.

Cette technique consiste à écouter des sons à des fréquences légèrement différentes dans chaque oreille, ce qui crée une illusion auditive qui peut aider à calmer l'esprit et à favoriser la relaxation.

Les binaural beats sont basés sur la théorie que le cerveau est capable de suivre les fréquences sonores et de s'adapter en conséquence.

Lorsque des sons sont émis à des fréquences légèrement différentes dans chaque oreille, le cerveau est entraîné à suivre ces fréquences et à produire des ondes cérébrales spécifiques. Les binaural beats sont souvent associés à des ondes cérébrales delta, qui sont associées à un sommeil profond et réparateur.

Il existe de nombreux enregistrements de binaural beats disponibles en ligne, et ils peuvent être écoutés via des écouteurs pendant que vous vous préparez à dormir. Certains enregistrements sont conçus pour aider à induire le sommeil, tandis que d'autres sont conçus pour aider à améliorer la qualité du sommeil.

Il est important de noter que les binaural beats ne fonctionnent pas pour tout le monde, et qu'il est possible que certaines personnes ne remarquent pas de différence significative dans leur sommeil après avoir utilisé cette technique.

De plus, comme avec toutes les techniques de sommeil, il est important de consulter un professionnel de la santé avant d'utiliser des binaural beats, en particulier si vous avez des problèmes de santé ou si vous prenez des médicaments.

Cependant, pour ceux qui trouvent que les binaural beats sont efficaces, ils peuvent être un moyen utile d'améliorer la qualité de leur sommeil. Cette technique peut aider à calmer l'esprit et à réduire le stress et l'anxiété, ce qui peut à son tour favoriser un sommeil plus profond et plus réparateur.

En résumé, les binaural beats sont une technique de stimulation auditive qui peut aider à améliorer la qualité du sommeil en induisant des ondes cérébrales delta.

Bien que cette technique ne fonctionne pas pour tout le monde, elle peut être un moyen utile pour certains de favoriser la relaxation et d'améliorer la qualité de leur sommeil.

Comme toujours, il est important de consulter un professionnel de la santé avant d'utiliser cette technique, en particulier si vous avez des problèmes de santé ou si vous prenez des médicaments.

- **Les techniques de massage**

Les techniques de massage sont une méthode de relaxation efficace pour aider à améliorer la qualité du sommeil. Les massages peuvent aider à soulager la tension et le stress dans les muscles, ce qui peut faciliter l'endormissement et réduire les réveils nocturnes.

Il existe plusieurs techniques de massage qui peuvent être utilisées pour favoriser le sommeil, notamment le massage suédois, le massage shiatsu et le massage des tissus profonds.

Chacune de ces techniques utilise des mouvements spécifiques pour stimuler les muscles et améliorer la circulation sanguine, ce qui peut aider à détendre le corps et à calmer l'esprit.

Le massage suédois est l'une des techniques de massage les plus courantes. Il utilise des mouvements de pétrissage et de friction pour stimuler la circulation sanguine et aider à éliminer les tensions musculaires. Le massage shiatsu, quant à lui, utilise des pressions fermes sur les points d'acupuncture pour soulager la tension et réduire le stress.

Le massage des tissus profonds est une technique plus intense qui cible les muscles les plus profonds. Il utilise des pressions fermes et lentes pour aider à soulager les douleurs musculaires et les tensions chroniques. Cette technique peut être particulièrement utile pour les personnes souffrant de douleurs chroniques qui peuvent les empêcher de dormir.

Les massages peuvent être effectués par un professionnel ou à la maison en utilisant des huiles de massage et des techniques simples. Les massages à domicile peuvent être bénéfiques pour ceux qui souhaitent éviter les frais d'un massage professionnel, mais il est important de connaître les bonnes techniques de massage pour éviter les blessures.

En plus des massages traditionnels, il existe également des dispositifs de massage spécialement conçus pour favoriser le sommeil, tels que les coussins de massage et les matelas de massage. Ces dispositifs utilisent des vibrations et des mouvements pour stimuler la circulation sanguine et détendre les muscles, ce qui peut aider à favoriser l'endormissement.

Que ce soit par le biais d'un massage professionnel ou à domicile en utilisant des techniques simples, les massages peuvent aider à favoriser un sommeil profond et réparateur.

Il est important de consulter un professionnel de la santé avant de commencer toute nouvelle routine de massage, en particulier si vous avez des antécédents de problèmes de santé.

Partie 4 : Les solutions pour les troubles du sommeil
  - **L'insomnie**

L'insomnie est un trouble du sommeil courant qui peut affecter considérablement la qualité de vie. Elle se caractérise par des difficultés à s'endormir, à rester endormi ou à se réveiller trop tôt le matin.

L'insomnie peut être occasionnelle ou chronique, et elle peut être causée par une variété de facteurs, tels que le stress, l'anxiété, la dépression, des problèmes de santé sous-jacents, des habitudes de sommeil malsaines, la consommation de caféine ou d'alcool, et même certains médicaments.

Heureusement, il existe des solutions pour lutter contre l'insomnie.

Voici quelques techniques efficaces pour améliorer votre sommeil et réduire les symptômes de l'insomnie :

1. **Adopter une routine de sommeil régulière** : Il est important d'aller se coucher et de se réveiller à des heures régulières chaque jour, même le week-end. Cela aidera votre corps à réguler son rythme circadien, qui est essentiel pour un sommeil sain.

2. **Créer un environnement de sommeil propice** : Votre chambre devrait être fraîche, calme et confortable. Éliminez toutes les sources de bruit et de lumière qui pourraient vous distraire, et utilisez des draps et des oreillers de qualité pour un confort optimal.

3. **Éviter les écrans avant de dormir** : Les écrans émettent une lumière bleue qui peut supprimer la production de mélatonine, l'hormone responsable de réguler le sommeil. Évitez d'utiliser des écrans pendant au moins une heure avant de vous coucher.

4. **Éviter les stimulants** : Évitez la caféine, l'alcool et la nicotine, surtout avant de vous coucher.

5. **Éviter les siestes prolongées** : Les siestes prolongées peuvent perturber votre rythme circadien et rendre plus difficile l'endormissement la nuit.

6. **Pratiquer la relaxation** : La méditation, le yoga ou la respiration profonde peuvent aider à réduire le stress et l'anxiété, favorisant ainsi un sommeil plus paisible.

Si vos symptômes d'insomnie persistent malgré l'adoption de ces techniques, il est important de consulter un professionnel de la santé pour déterminer la cause sous-jacente et les options de traitement.

Il existe également des traitements médicaux pour l'insomnie, tels que les somnifères, mais ceux-ci ne doivent être utilisés que sous la supervision d'un professionnel de la santé, car ils peuvent avoir des effets secondaires indésirables et peuvent devenir addictifs s'ils sont utilisés de manière inappropriée.

l'insomnie peut être un trouble du sommeil frustrant et handicapant, mais il existe des solutions pour améliorer la qualité de votre sommeil et réduire ses symptômes.

- **La somnolence diurne**

La somnolence diurne est un trouble du sommeil caractérisé par une envie irrépressible de dormir pendant la journée, même lorsque la personne a dormi suffisamment la nuit précédente.

Cela peut affecter considérablement la qualité de vie, la productivité et la sécurité de la personne, car elle peut entraîner des accidents de voiture, des erreurs au travail et une diminution de la concentration et de la capacité de résoudre les problèmes.

Dans cette section, nous examinons les causes de la somnolence diurne et les techniques pour la prévenir.

Causes de la somnolence diurne :

1. **Le manque de sommeil :** Le manque de sommeil est la cause la plus fréquente de la somnolence diurne. Les adultes ont besoin d'au moins sept heures de sommeil par nuit, mais de nombreuses personnes ne dorment pas suffisamment en raison de leur mode de vie ou de troubles du sommeil.

2. **Les troubles du sommeil :** Les troubles du sommeil tels que l'apnée du sommeil, le syndrome des jambes sans repos et le somnambulisme peuvent perturber le sommeil et entraîner une somnolence diurne.

3. **Les médicaments :** Certains médicaments tels que les antidépresseurs, les antihistaminiques et les sédatifs peuvent entraîner une somnolence diurne.

4. **Les troubles de l'humeur** : Les troubles de l'humeur tels que la dépression et l'anxiété peuvent perturber le sommeil et entraîner une somnolence diurne.

Techniques pour prévenir la somnolence diurne :

1. **Avoir une routine de sommeil régulière** : Il est important d'avoir une routine de sommeil régulière pour permettre au corps de se reposer suffisamment.

2. Cela signifie se coucher et se lever à la même heure tous les jours, même le week-end.

3. **Créer un environnement de sommeil propice :**
   Un environnement de sommeil calme et confortable peut aider à améliorer la qualité du sommeil.

   Évitez les lumières vives, le bruit et la température élevée dans la chambre à coucher.

4. **Éviter les écrans avant de dormir :**
   Les écrans des téléphones portables, des tablettes et des ordinateurs peuvent perturber le sommeil. Il est important d'éviter l'utilisation des écrans au moins une heure avant de dormir.

5. **Pratiquer la relaxation :**
   La relaxation peut aider à réduire le stress et à améliorer la qualité du sommeil. Les techniques de relaxation incluent la méditation, le yoga et la respiration profonde.

6. **Consulter un médecin :**
   Si la somnolence diurne persiste malgré ces techniques, il est important de consulter un médecin. Le médecin peut identifier la cause sous-jacente et recommander un traitement approprié.

- **Les apnées du sommeil**

Les apnées du sommeil sont un trouble courant du sommeil qui peut affecter n'importe qui, mais qui est plus fréquent chez les hommes et les personnes en surpoids.

Ce trouble se caractérise par des pauses respiratoires récurrentes pendant le sommeil, qui peuvent entraîner des réveils fréquents et une somnolence diurne excessive.

Les apnées du sommeil peuvent également causer des complications de santé à long terme telles que l'hypertension artériollo, los maladies cardiaques et le diabète.

Heureusement, il existe des solutions pour traiter les apnées du sommeil et améliorer la qualité de votre sommeil.

Voici quelques options à considérer :

1. **Changements de style de vie :**
   Si vous êtes en surpoids, perdre du poids peut aider à réduire les symptômes des apnées du sommeil.

   De plus, éviter l'alcool et les sédatifs, qui peuvent affecter la respiration pendant le sommeil, peut également aider.

2. **Position de sommeil :**
   Dormir sur le dos peut aggraver les apnées du sommeil, car cela peut causer l'obstruction des voies respiratoires.

   Envisagez de dormir sur le côté pour réduire les symptômes.

3. **Appareils buccaux :**
   Des appareils dentaires spécialement conçus peuvent aider à maintenir les voies respiratoires ouvertes pendant le sommeil en repositionnant la mâchoire inférieure.

4. **CPAP : La thérapie CPAP** (pression positive continue des voies respiratoires) est le traitement le plus courant pour les apnées du sommeil. Un masque est porté pendant le sommeil pour fournir de l'air sous pression pour maintenir les voies respiratoires ouvertes.

5. **Chirurgie :**
   Dans certains cas, une intervention chirurgicale peut être recommandée pour traiter les apnées du sommeil. Les types de chirurgie peuvent varier selon la cause sous-jacente du trouble, mais ils visent tous à éliminer l'obstruction des voies respiratoires.

Il est important de consulter un médecin si vous soupçonnez que vous souffrez d'apnées du sommeil. Votre médecin peut vous recommander un test de sommeil pour évaluer la gravité de votre trouble et déterminer le meilleur traitement pour vous.

En traitant les apnées du sommeil, vous pouvez améliorer la qualité de votre sommeil et réduire les risques de complications de santé à long terme.

- **Le syndrome des jambes sans repos**

Le syndrome des jambes sans repos (SJSR), également connu sous le nom de syndrome de Willis-Ekbom, est un trouble du sommeil qui affecte des millions de personnes dans le monde.

Les symptômes incluent des sensations désagréables dans les jambes, souvent décrites comme des picotements, des chatouillements ou des fourmillements.

Les symptômes sont souvent pires la nuit, ce qui peut causer des problèmes de sommeil et d'insomnie.
Il n'y a pas de cause connue pour le SJSR, bien que certains facteurs de risque puissent inclure une histoire familiale de la maladie, la grossesse et certaines conditions médicales telles que le diabète et l'insuffisance rénale.

Il existe des solutions pour aider à réduire les symptômes du SJSR et à améliorer la qualité du sommeil.

Voici quelques-unes des techniques les plus courantes :

1. **Médicaments :**
   Des médicaments tels que les agonistes dopaminergiques, les anti-convulsivants et les opioïdes peuvent être utilisés pour réduire les symptômes du SJSR.
   Cependant, ces médicaments peuvent avoir des effets secondaires indésirables et ne sont pas recommandés pour une utilisation à long terme.

2. **Changements de mode de vie :**
   Certaines habitudes de vie peuvent également aider à réduire les symptômes du SJSR. Cela peut inclure l'exercice régulier, la réduction de la consommation de caféine et d'alcool, ainsi que l'adoption d'une routine de sommeil régulière.

3. **Compression pneumatique intermittente des membres inférieurs :** Cette technique consiste à porter des bottes pneumatiques qui exercent une pression périodique sur les jambes, ce qui peut aider à réduire les symptômes du SJSR.

4. **Thérapie de massage et d'étirement :**
   Les thérapies manuelles telles que le massage et les étirements peuvent aider à réduire les symptômes du SJSR en favorisant la relaxation musculaire.

5. **Thérapie de la chaleur et du froid :** L'application de chaleur ou de froid sur les jambes peut également aider à réduire les symptômes du SJSR en favorisant la circulation sanguine et en réduisant l'inflammation.

Il est important de parler à un professionnel de la santé si vous pensez souffrir du SJSR. Ils peuvent vous aider à déterminer la meilleure approche pour traiter vos symptômes et améliorer la qualité de votre sommeil.

En outre, si vous êtes déjà sous traitement pour le SJSR, assurez-vous de discuter avec votre médecin de toute nouvelle technique ou traitement que vous envisagez d'essayer.

Partie 5 : Les outils pour un sommeil de qualité
  • **Les oreillers**

Dans cette section, nous parlons des oreillers et de leur importance pour un sommeil de qualité. Un oreiller bien choisi peut aider à réduire les douleurs cervicales et lombaires, ainsi que les ronflements.

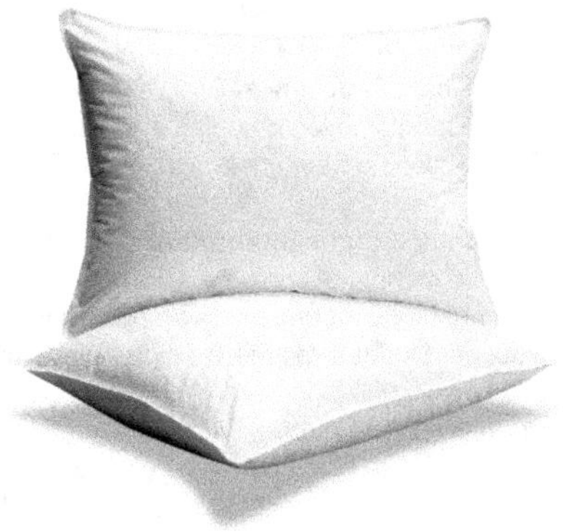

Il peut également aider à maintenir une position de sommeil confortable et naturelle.

Le choix de l'oreiller dépendra de plusieurs facteurs, tels que la position de sommeil, les préférences personnelles et les problèmes de santé existants.

Voici quelques types d'oreillers populaires sur le marché :

1. **Oreiller en plumes :**
   Ces oreillers sont doux et confortables, et peuvent être facilement
   remodelés pour s'adapter à la forme de la tête et du cou.

   Cependant, ils peuvent ne pas offrir un soutien suffisant pour les
   personnes ayant des problèmes de cou ou de dos.

2. **Oreiller en mousse à mémoire de forme :**
   Ces oreillers s'adaptent à la forme de la tête et du cou et offrent un
   soutien personnalisé.
   Ils peuvent également aider à soulager les douleurs cervicales et
   lombaires. Cependant, certains peuvent trouver que ces oreillers
   retiennent trop de chaleur.

3. **Oreiller en latex :**
   Ces oreillers offrent un soutien ferme et durable et peuvent être
   bénéfiques pour les personnes souffrant de douleurs cervicales ou
   lombaires.

   Ils sont également hypoallergéniques et résistent aux acariens.
   Cependant, ils peuvent être plus lourds et plus chers que les
   autres types d'oreillers.

4. **Oreiller de corps :**
   Ces oreillers sont longs et cylindriques et sont conçus pour être
   placés entre les jambes ou autour du corps pour une position de
   sommeil confortable et alignée.

   Ils peuvent être bénéfiques pour les personnes ayant des douleurs
   lombaires ou des problèmes de circulation.

Il est important de noter que la durée de vie d'un oreiller peut varier en fonction de son type et de la fréquence d'utilisation. En général, il est recommandé de remplacer un oreiller tous les 1 à 2 ans.

En plus de choisir le bon oreiller, il est également important de prendre soin de votre oreiller pour qu'il reste propre et hygiénique. Vous devriez le laver régulièrement selon les instructions du fabricant et le remplacer dès qu'il montre des signes d'usure ou d'affaissement.

Le choix de l'oreiller peut avoir un impact significatif sur la qualité de votre sommeil. Il est important de faire un choix qui convient à votre position de sommeil et à vos préférences personnelles, ainsi qu'à vos problèmes de santé éventuels.

N'oubliez pas de remplacer votre oreiller régulièrement pour garantir un sommeil de qualité et hygiénique.

- **Les matelas**

Dans notre quête pour améliorer notre sommeil, il ne faut pas négliger l'importance du matelas sur lequel nous dormons. Un bon matelas peut faire toute la différence en termes de qualité de sommeil.

Dans cette section, nous explorons les différents types de matelas et comment en choisir le meilleur.

Tout d'abord, il est important de comprendre que le choix d'un matelas dépend de nos préférences personnelles en termes de confort et de soutien.

Il n'y a pas de matelas universellement parfait pour tout le monde, car chacun a des besoins différents en termes de sommeil.
Le premier critère à considérer est la fermeté du matelas.

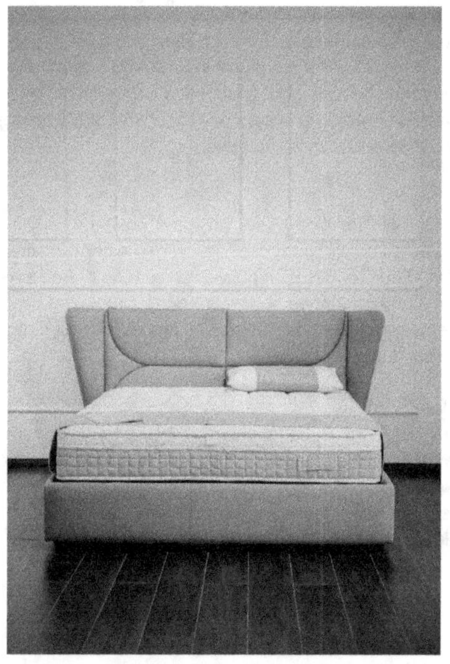

Certains préfèrent les matelas fermes qui offrent un soutien solide pour la colonne vertébrale, tandis que d'autres préfèrent les matelas plus doux qui permettent une certaine "enfoncement".

La meilleure façon de déterminer la fermeté qui nous convient est d'essayer différents matelas en magasin ou de lire les avis de clients en ligne.

Il existe plusieurs types différents des matelas, chacun avec ses avantages et ses inconvénients :

- **Matelas en mousse :**
  ces matelas sont faits de mousse viscoélastique et sont connus
  pour leur capacité à s'adapter à la forme du corps. Ils sont
  également excellents pour réduire les points de pression et
  peuvent être particulièrement bénéfiques pour les personnes
  souffrant de douleurs articulaires.

- **Matelas à ressorts :**
  Ces matelas contiennent des ressorts en acier qui offrent un
  soutien et une fermeté supplémentaires. Les matelas à ressorts
  sont également connus pour leur bonne circulation de l'air, ce qui
  peut être bénéfique pour les personnes qui ont tendance à
  transpirer la nuit.

- **Matelas hybrides :**
  comme leur nom l'indique, ces matelas combinent les avantages
  des matelas en mousse et à ressorts. Ils ont une couche de
  mousse sur le dessus pour un confort supplémentaire, mais
  contiennent également des ressorts pour un soutien
  supplémentaire.

Enfin, nous devons également considérer la qualité et la durabilité du
matelas. Un matelas de bonne qualité peut durer des années, tandis
qu'un matelas bon marché et de qualité inférieure peut s'user
rapidement et devenir inconfortable.

Le choix d'un matelas est un élément clé pour obtenir un sommeil de
qualité. Il est important de trouver un matelas qui convient à nos
préférences personnelles en termes de fermeté et de type de matelas.

- **Les couettes et draps**

Les couettes et draps peuvent avoir un impact considérable sur la
qualité de notre sommeil. En effet, ils contribuent à maintenir une
température confortable tout en étant doux et confortables au toucher.

Decouvrons l'importance de choisir des couettes et des draps de qualité pour améliorer la qualité de notre sommeil.

Tout d'abord, il est important de choisir des matériaux respirants pour les couettes et les draps. Les matériaux respirants permettent une meilleure circulation de l'air, ce qui aide à réguler la température du corps pendant le sommeil.

Les couettes en duvet d'oie ou en plumes sont souvent considérées comme les plus respirantes, tandis que les draps en coton et en lin sont également très appréciés pour leur respirabilité.

Ensuite, il est important de choisir la bonne taille de couette pour votre lit. Une couette trop petite peut entraîner des courants d'air froid et une perte de chaleur corporelle, tandis qu'une couette trop grande peut être encombrante et trop chaude. Il est important de choisir une couette qui recouvre bien le lit sans être trop grande ni trop petite.

En ce qui concerne les draps, il est important de choisir un tissu doux et confortable au toucher. Les draps en coton sont une option populaire pour leur douceur et leur respirabilité, tandis que les draps en satin peuvent être plus lisses et plus luxueux au toucher.

Il est important de choisir un tissu qui convient à vos préférences personnelles et à votre confort.

Choisir des couleurs apaisantes pour les couettes et les draps.

Les couleurs apaisantes telles que les tons de bleu, de vert et de gris sont souvent considérées comme les plus relaxantes et peuvent aider à créer une atmosphère de sommeil paisible et sereine.

Maintenir une bonne hygiène de sommeil en lavant régulièrement les couettes et les draps. Le lavage régulier aide à éliminer les allergènes et les bactéries qui peuvent s'accumuler avec le temps.

Il est recommandé de laver les couettes et les draps toutes les une à deux semaines pour maintenir un environnement de sommeil propre et sain.

En conclusion, le choix des couettes et des draps peut avoir un impact significatif sur la qualité de notre sommeil.

En choisissant des matériaux respirants, la bonne taille de couette, des tissus doux et confortables, des couleurs apaisantes et en maintenant une bonne hygiène de sommeil, nous pouvons améliorer la qualité de notre sommeil et ainsi bénéficier d'un repos réparateur.

- **Les bouchons d'oreille**

Les bouchons d'oreille : un outil simple pour améliorer votre sommeil
Si vous avez du mal à vous endormir ou à rester endormi à cause du bruit, les bouchons d'oreille peuvent être un outil simple et efficace pour améliorer la qualité de votre sommeil.

Les bouchons d'oreille peuvent être utilisés pour bloquer les bruits extérieurs tels que les voitures, les trains, les avions, les voisins bruyants ou les ronflements de votre partenaire.

Il existe de nombreux types de bouchons d'oreille disponibles sur le marché, chacun ayant ses avantages et ses inconvénients. Les bouchons d'oreille en mousse sont les plus courants et les plus économiques.

Ils sont généralement jetables et peuvent être trouvés dans les pharmacies, les supermarchés et les magasins de fournitures médicales.

Les bouchons d'oreille en silicone sont plus durables et peuvent être réutilisés plusieurs fois. Ils sont également plus confortables que les bouchons en mousse, car ils épousent la forme de votre oreille.

Il existe également des bouchons d'oreille spécialement conçus pour les musiciens, qui atténuent le bruit sans altérer la qualité sonore. Si vous avez besoin de protéger vos oreilles dans un environnement bruyant, comme un concert ou une discothèque, il est important d'utiliser des bouchons d'oreille spécialement conçus à cet effet.

Comment utiliser les bouchons d'oreille
Il est important de bien insérer les bouchons d'oreille pour qu'ils soient efficaces. Pour les bouchons d'oreille en mousse, il suffit de les rouler entre vos doigts pour les comprimer, puis de los insérer doucement dans votre oreille.

Une fois que les bouchons d'oreille sont en place, ils se dilatent pour remplir votre canal auditif. Les bouchons d'oreille en silicone sont généralement préformés et n'ont pas besoin d'être comprimés. Il suffit de les insérer doucement dans votre oreille et de les ajuster pour qu'ils soient confortables et qu'ils bloquent le bruit.

Il est important de ne pas trop enfoncer les bouchons d'oreille dans votre oreille, car cela peut causer des douleurs et des dommages à vos tympans. Les bouchons d'oreille doivent être suffisamment profonds pour bloquer le bruit, mais suffisamment confortables pour être portés toute la nuit.

Les précautions à prendre

Bien que les bouchons d'oreille soient généralement sans danger, il est important de prendre quelques précautions pour éviter tout risque d'infection.

Il est recommandé de nettoyer les bouchons d'oreille réutilisables après chaque utilisation avec de l'eau savonneuse tiède et de les laisser sécher complètement avant de les réutiliser.

Les bouchons d'oreille en mousse doivent être jetés après chaque utilisation.

Si vous avez des problèmes d'oreille, tels qu'une infection de l'oreille ou une sensibilité accrue, il est préférable de consulter votre médecin avant d'utiliser des bouchons d'oreille.

De plus, il est important de ne pas insérer les bouchons d'oreille trop profondément dans l'oreille, car cela peut causer des dommages ou des irritations.

Il est également important de prendre en compte le confort lors de l'utilisation de bouchons d'oreille. Certaines personnes peuvent trouver que les bouchons d'oreille sont trop inconfortables ou qu'ils ont du mal à dormir avec eux.

Dans ce cas, il existe des alternatives telles que les casques antibruit ou les bruits blancs, qui peuvent aider à réduire le bruit de manière moins intrusive.

Enfin, il est important de choisir les bons bouchons d'oreille en fonction de vos besoins. Les bouchons d'oreille en mousse sont faciles à utiliser et sont généralement bon marché, mais ils ne sont pas toujours les plus confortables.

Les bouchons d'oreille en silicone sont plus confortables mais peuvent être plus coûteux. Il est donc important de prendre le temps de rechercher et de tester différents types de bouchons d'oreille pour trouver celui qui convient le mieux à vos besoins.

Conclusion
Les bouchons d'oreille peuvent être un outil utile pour réduire les nuisances sonores et améliorer la qualité de votre sommeil. Que vous dormiez dans un environnement bruyant ou que vous ayez besoin de réduire le bruit pour vous concentrer, il existe une variété de bouchons d'oreille disponibles pour répondre à vos besoins.

Cependant, il est important de prendre des précautions pour éviter tout risque d'infection et de choisir les bons bouchons d'oreille en fonction de vos besoins et de votre confort.

Avec ces précautions en place, les bouchons d'oreille peuvent être un outil précieux pour vous aider à obtenir un sommeil de qualité et à améliorer votre bien-être général.

- **Les masques de sommeil**

Les masques de sommeil font partie des outils les plus populaires pour aider à améliorer la qualité du sommeil.

Ces masques sont conçus pour bloquer complètement la lumière du jour et les autres sources de lumière, créant ainsi une obscurité totale qui favorise l'endormissement et le maintien du sommeil.

Il existe différents types de masques de sommeil sur le marché, allant des plus simples aux plus sophistiqués.

Certains sont fabriqués en tissu doux et respirant, tandis que d'autres sont dotés de fonctions supplémentaires telles que des coussinets pour les yeux ou des options de refroidissement pour aider à soulager les migraines et les maux de tête.

L'utilisation d'un masque de sommeil peut être particulièrement bénéfique pour les personnes qui ont des horaires de sommeil irréguliers, les travailleurs de nuit ou les personnes qui voyagent souvent.

En effet, en créant une obscurité totale, les masques de sommeil peuvent aider à réguler le rythme circadien et à améliorer la qualité globale du sommeil.

Cependant, il est important de choisir un masque de sommeil de haute qualité qui convient à vos besoins individuels. Assurez-vous de vérifier la matière du masque, la forme et la taille, ainsi que la méthode de fixation, pour vous assurer qu'il est confortable et efficace.

En suivant ces conseils, vous pouvez profiter des avantages des masques de sommeil pour un sommeil de qualité.

- **Les applications de suivi du sommeil**

Les applications de suivi du sommeil sont devenues de plus en plus populaires ces dernières années, car elles permettent de surveiller les habitudes de sommeil et de suivre les progrès vers un sommeil plus profond et réparateur.

Ces applications fonctionnent généralement en utilisant les capteurs de mouvement intégrés dans les smartphones pour détecter les mouvements du corps pendant le sommeil.

En utilisant une application de suivi du sommeil, vous pouvez obtenir des informations détaillées sur la qualité de votre sommeil, notamment le temps d'endormissement, le nombre de réveils nocturnes et la durée totale du sommeil.

Certaines applications proposent également des graphiques et des tableaux pour vous aider à visualiser vos données de sommeil.
L'un des avantages des applications de suivi du sommeil est qu'elles peuvent vous aider à identifier les facteurs qui perturbent votre sommeil, comme le bruit, la lumière ou la température de la pièce.
En utilisant ces informations, vous pouvez apporter des changements à votre environnement de sommeil pour améliorer la qualité de votre sommeil.

Cependant, il est important de noter que toutes les applications de suivi du sommeil ne sont pas égales. Certaines sont plus précises que d'autres, et certaines peuvent ne pas fonctionner du tout pour certaines personnes.

Il est donc important de faire des recherches sur les différentes applications disponibles avant de choisir celle qui convient le mieux à vos besoins.

En outre, il est important de se rappeler que les applications de suivi du sommeil ne sont qu'un outil pour améliorer la qualité de votre sommeil. Elles ne remplacent pas les bonnes pratiques de sommeil, telles que la création d'un environnement de sommeil confortable, l'établissement d'une routine de sommeil régulière et la réduction du stress.

Les applications de suivi du sommeil peuvent être un outil utile pour améliorer la qualité de votre sommeil. Cependant, il est important de faire des recherches et de choisir une application de haute qualité qui convient à vos besoins individuels.

En utilisant ces applications conjointement avec de bonnes pratiques de sommeil, vous pouvez aider à promouvoir un sommeil plus profond et réparateur. J'espère que ces informations vous ont été utiles dans votre recherche sur les outils pour un sommeil de qualité.

- **Les montres connectées pour le sommeil**

les montres connectées sont des outils de plus en plus populaire pour améliorer la qualité de votre sommeil.

Ces montres utilisent des capteurs de mouvement et des moniteurs de fréquence cardiaque pour surveiller et fournir des données détaillées sur la qualité de votre sommeil.

Les montres connectées pour le sommeil peuvent suivre plusieurs paramètres, tels que la durée, la qualité du sommeil, la fréquence cardiaque pendant le sommeil et le temps passé dans chaque phase de sommeil (sommeil léger, sommeil profond et sommeil paradoxal). Certaines montres connectées peuvent même détecter les ronflements et les apnées du sommeil.

L'un des avantages des montres connectées pour le sommeil est qu'elles fournissent des données très précises sur la qualité de votre sommeil, ce qui peut vous aider à identifier les facteurs qui perturbent votre sommeil.

En utilisant ces informations, vous pouvez apporter des changements à votre environnement de sommeil pour améliorer la qualité de votre sommeil.

Certaines montres connectées pour le sommeil disposent également de fonctions de suivi de la santé, telles que la mesure de la fréquence cardiaque et la surveillance de l'activité physique.

Ces fonctionnalités peuvent vous aider à surveiller votre santé globale et à suivre votre progrès vers une meilleure qualité de vie.
Cependant, il est important de noter que toutes les montres connectées pour le sommeil ne sont pas égales.

Certaines sont plus précises que d'autres, et certaines peuvent ne pas fonctionner du tout pour certaines personnes. Il est donc important de faire des recherches sur les différentes montres connectées disponibles avant de choisir celle qui convient le mieux à vos besoins.

Elles ne remplacent pas les bonnes pratiques de sommeil, telles que la création d'un environnement de sommeil confortable, l'établissement d'une routine de sommeil régulière et la réduction du stress.

En conclusion, les montres connectées pour le sommeil peuvent être un outil utile pour améliorer la qualité de votre sommeil. Cependant, il est important de faire des recherches et de choisir une montre de haute qualité qui convient à vos besoins individuels. En utilisant ces montres connectées conjointement avec de bonnes pratiques de sommeil, vous pouvez aider à promouvoir un sommeil plus profond et réparateur.

- **Les objets connectés pour la chambre**

Voici une autre catégorie d'outils pour un sommeil de qualité. Ces objets connectés peuvent être utilisés pour créer un environnement de sommeil confortable et relaxant qui favorise un sommeil profond et réparateur.

Parmi les objets connectés les plus couramment utilisés pour la chambre, il y a les appareils de contrôle de la température.

Ces appareils peuvent aider à maintenir une température confortable dans la chambre, ce qui peut aider à favoriser un sommeil profond et réparateur.

Les appareils de contrôle de la température peuvent également être programmés pour s'allumer et s'éteindre automatiquement, de sorte que la chambre soit à la bonne température au moment où vous vous couchez.

Les purificateurs d'air sont un autre objet connecté pour la chambre qui peut aider à améliorer la qualité de l'air dans la chambre. Les purificateurs d'air éliminent les allergènes, la poussière et les polluants de l'air, ce qui peut réduire les symptômes d'allergies et d'asthme, ainsi que favoriser un sommeil plus profond et plus réparateur.

Les réveils intelligents sont également de plus en plus populaires. Ces réveils se synchronisent avec votre cycle de sommeil et vous réveillent à l'heure la plus optimale, lorsque vous êtes dans une phase de sommeil léger plutôt que profond.

Cela peut aider à réduire la sensation de grogne matinale et à améliorer votre humeur tout au long de la journée.

Les lampes connectées pour la chambre peuvent également être utiles pour favoriser un sommeil profond et réparateur.

Ces lampes peuvent être programmées pour s'allumer et s'éteindre automatiquement, de sorte que votre corps se synchronise avec un rythme circadien naturel.

Les lampes connectées peuvent également être utilisées pour créer une ambiance relaxante et apaisante dans la chambre, ce qui peut aider à réduire le stress et favoriser un sommeil plus profond et plus réparateur.

En somme, il est clair que les objets connectés dédiés à la chambre peuvent grandement contribuer à un sommeil de qualité. Les dispositifs qui régulent la température, assainissent l'air, proposent un réveil intelligent et une lampe connectée, tous ces éléments sont des moyens efficaces pour instaurer une ambiance propice à la détente et au confort nocturne.

Nous avons examiné diverses techniques pour un sommeil de qualité, qui comprennent des changements de style de vie, des pratiques de relaxation, des habitudes de sommeil saines et l'utilisation d'outils pour le sommeil.

En mettant en pratique ces techniques, vous pouvez améliorer la qualité de votre sommeil et profiter des avantages pour votre santé physique et mentale.

Conclusion
- **Les clés d'un sommeil réparateur**
  - La première clé

pour un sommeil réparateur est de comprendre l'importance du sommeil et son impact sur votre corps et votre esprit.

Le sommeil etant une fonction essentielle pour votre santé, votre bien-être et votre qualité de vie.

Cela signifie que vous devez accorder la priorité à votre sommeil et travailler à améliorer sa qualité autant que possible.

  - La deuxième clé

est de créer un environnement de sommeil confortable.
Cela comprend des éléments tels que la température de la chambre, la luminosité, la qualité de l'air et le bruit.

En ajustant ces éléments pour répondre à vos besoins personnels, vous pouvez créer un environnement de sommeil confortable et propice à un sommeil profond et réparateur.

  - La troisième clé

est d'adopter des habitudes de sommeil saines. Cela comprend des pratiques telles que se coucher et se réveiller à la même heure chaque jour, éviter les stimulants avant le coucher, faire de l'exercice régulièrement et limiter l'exposition à la lumière bleue la nuit.

Ces habitudes peuvent aider à réguler votre rythme circadien et à améliorer la qualité de votre sommeil.

- La quatrième clé

est de pratiquer des techniques de relaxation avant le coucher. Cela peut inclure des pratiques telles que la méditation, le yoga, la respiration profonde et la visualisation.

En intégrant ces pratiques dans votre routine de sommeil, vous pouvez aider à réduire le stress, l'anxiété et d'autres problèmes émotionnels qui peuvent interférer avec votre sommeil.

- la cinquième clé

est d'utiliser des outils pour le sommeil. Ces outils peuvent aider à créer un environnement de sommeil confortable et à réguler votre rythme circadien.

- **Les erreurs à éviter pour un sommeil de qualité**

Il est important de comprendre que de petites erreurs peuvent avoir un impact significatif sur la qualité de notre sommeil.

Dans cette section examinons les erreurs courantes à éviter pour un sommeil de qualité.

- La première erreur

courante est de ne pas avoir une routine de sommeil régulière. Notre corps a besoin d'une certaine régularité pour réguler notre horloge biologique.

Il est important d'aller au lit et de se réveiller à la même heure tous les jours, même le week-end.

- La deuxième erreur

courante est de consommer des stimulants tels que la caféine, la nicotine ou l'alcool avant de dormir.

Ces substances peuvent affecter la qualité de notre sommeil et nous empêcher de nous endormir facilement.

- La troisième erreur

est de ne pas créer un environnement de sommeil favorable. Nous devrions essayer de dormir dans une pièce sombre, calme et fraîche.

Évitez de regarder la télévision, de travailler sur votre ordinateur portable ou de consulter votre téléphone portable avant de dormir.

- La quatrième erreur

est de ne pas faire assez d'exercice. Le manque d'exercice régulier peut rendre plus difficile l'endormissement et avoir un impact sur la qualité de notre sommeil.

- La cinquième erreur

est de ne pas gérer le stress. Le stress peut avoir un impact significatif sur la qualité de notre sommeil.

Il est important de pratiquer des techniques de gestion du stress, telles que la méditation ou la respiration profonde, avant de dormir.

- La sixième erreur

est de ne pas se préparer pour le sommeil. Nous devrions nous donner suffisamment de temps pour nous détendre avant de dormir.

Évitez de faire des activités stressantes ou stimulantes avant de dormir, comme le travail ou le sport.

- la septième erreur

courante est de ne pas consulter un professionnel de la santé si vous rencontrez des problèmes de sommeil persistants.

Si vous rencontrez des problèmes de sommeil réguliers, il est important de consulter un professionnel de la santé pour en déterminer la cause et discuter des options de traitement.

En adoptant de bonnes habitudes ,evitant différentes erreurs , nous pouvons nous assurer de profiter d'un sommeil réparateur et d'une meilleure santé globale.

- **Les 101 techniques pour un sommeil profond et réparateur.**

Parcourir ce livre a dû vous fournir un large éventail de techniques et 56 stratégies différentes pour aider à améliorer la qualité du sommeil.

En complement de cette liste, voici 45 autres stratégies qui peuvent également vous aider à atteindre un sommeil profond et réparateur. N'hésitez pas à choisir les stratégies qui vous conviennent le mieux et à les intégrer à votre routine du coucher parmi les 101.

Rappelez-vous que la clé pour un sommeil de qualité réside dans la cohérence et la persévérance.

Voici donc les 45 stratégies supplémentaires:

Ces stratégies ont été brièvement résumées pour vous permettre de les parcourir rapidement et de trouver celles qui correspondent le mieux à vos besoins individuels.

Nous vous encourageons à utiliser ces 101 techniques pour créer un plan personnalisé qui vous aidera à obtenir un sommeil profond et réparateur chaque nuit.
Nous espérons que ce livre vous a été utile et que vous continuerez à explorer différentes stratégies pour améliorer votre sommeil et votre bien-être général.

1. Créer une routine de sommeil régulière
La création d'une routine de sommeil régulière peut aider à entraîner votre corps et votre esprit à se préparer pour une nuit de sommeil paisible. Une routine régulière peut inclure des activités relaxantes avant de se coucher, comme la lecture ou le bain, ainsi que l'établissement

d'une heure de coucher et de réveil cohérente. Éviter les écrans et les stimulants comme la caféine avant le coucher est également recommandé pour favoriser un sommeil de qualité. En respectant une routine de sommeil régulière, vous pouvez améliorer votre qualité de sommeil et votre bien-être général.

2. Éviter les écrans avant de dormir

Les écrans émettent une lumière bleue qui peut perturber notre horloge interne et rendre difficile l'endormissement. Il est donc recommandé d'éviter l'utilisation des écrans avant de dormir, en particulier pendant la dernière heure avant le coucher. Si vous avez besoin d'utiliser un écran, vous pouvez utiliser des filtres de lumière bleue ou des applications qui réduisent la quantité de lumière bleue émise. En évitant les écrans avant de dormir, vous pouvez améliorer votre sommeil et vous réveiller plus reposé et rafraîchi.

3. Pratiquer des exercices de relaxation musculaire

Les exercices de relaxation musculaire, tels que la technique de Jacobson, peuvent aider à libérer la tension et à calmer l'esprit avant de dormir. En pratiquant régulièrement ces exercices, vous pouvez améliorer la qualité de votre sommeil et réduire les symptômes de l'insomnie.

4. Utiliser des boules Quies ou un masque de sommeil

Les boules Quies ou un masque de sommeil peuvent aider à bloquer les bruits et la lumière qui perturbent le sommeil, améliorant ainsi sa qualité. En utilisant régulièrement ces accessoires, vous pouvez optimiser votre environnement de sommeil et favoriser un sommeil profond et réparateur.

5. Éviter les repas lourds avant le coucher

Manger un repas lourd avant de dormir peut perturber votre sommeil. Évitez les repas riches en matières grasses et épicés avant de vous coucher. Il est recommandé de manger des repas légers au moins deux heures avant le coucher pour aider à optimiser votre digestion et favoriser un sommeil réparateur.

6. Prendre un bain chaud avant de dormir

Prendre un bain chaud avant de dormir peut aider à réduire le stress, détendre les muscles et réguler la température du corps pour favoriser un sommeil profond et réparateur. C'est une excellente technique pour se détendre avant de se coucher et favoriser une bonne nuit de sommeil.

7. Utiliser une application de méditation guidée pour le sommeil

Les applications de méditation guidée pour le sommeil peuvent aider à calmer l'esprit, à réduire le stress et à facilitor l'ondormissement. C'est une technique pratique et accessible pour améliorer la qualité du sommeil.

8. Éviter la caféine après midi

La caféine est un stimulant qui peut perturber le sommeil, il est donc recommandé d'éviter la consommation de caféine après midi. Cela permet au corps de se préparer naturellement à l'endormissement et de favoriser un sommeil de qualité.

9. Utiliser un humidificateur pour maintenir une humidité de l'air agréable

L'utilisation d'un humidificateur peut aider à maintenir une humidité de l'air agréable pour favoriser un sommeil réparateur. Cela peut prévenir les problèmes de respiration et d'irritation des sinus, ce qui peut perturber le sommeil. De plus, une humidité de l'air adéquate peut aider à réduire la sécheresse de la peau et des muqueuses nasales.

10. Lire un livre avant de dormir

Lire un livre avant de dormir peut aider à se détendre et à réduire le stress, ce qui peut favoriser un sommeil profond et réparateur. Cette technique peut également aider à réduire l'exposition à la lumière bleue des écrans, ce qui peut perturber le rythme circadien et rendre plus difficile l'endormissement.

11. Utiliser une couverture pondérée pour réduire l'anxiété

Utiliser une couverture pondérée réduit l'anxiété et favorise un sommeil réparateur.

12.   Éviter les boissons alcoolisées avant de dormir

Les boissons alcoolisées peuvent perturber notre sommeil en altérant la qualité du sommeil et en provoquant des réveils nocturnes fréquents. Elles peuvent également contribuer à des problèmes respiratoires pendant le sommeil tels que l'apnée du sommeil.

13.   Installer des rideaux occultants pour empêcher la lumière de pénétrer dans la chambre

Les rideaux occultants empêchent la lumière de pénétrer dans la chambre, ce qui peut aider à améliorer la qualité du sommeil en favorisant un environnement sombre et propice à la détente.

14.   Prendre des tisanes relaxantes comme la camomille ou la valériane

Les tisanes relaxantes, telles que la camomille et la valériane, sont des boissons naturelles qui peuvent aider à réduire le stress et favoriser la détente avant le coucher. Leur consommation régulière peut contribuer à améliorer la qualité du sommeil.

15.   Faire une sieste régulièrement pour réduire la dette de sommeil

16.   Investir dans un bon matelas et oreiller pour un soutien adéquat

17.   Éviter de travailler ou d'étudier dans le lit

Travailler ou étudier dans le lit peut perturber le cerveau en associant le lit à des activités éveillantes plutôt qu'au sommeil. Il est donc recommandé d'éviter cette pratique pour favoriser un sommeil profond et réparateur.

18.   Éviter les disputes ou discussions stressantes avant le coucher

Lorsque vous êtes confronté à des discussions stressantes ou des conflits, cela peut affecter votre capacité à vous détendre et à vous endormir.

Il est donc recommandé d'éviter les disputes ou discussions stressantes avant le coucher. Au lieu de cela, prenez le temps de vous détendre et de vous calmer avant d'aller au lit.

Vous pouvez essayer des techniques de relaxation comme la méditation, la respiration profonde ou le yoga pour vous aider à vous détendre et à apaiser votre esprit.

19.   Évitez de fumer avant le coucher.

Fumer avant le coucher peut perturber le sommeil car la nicotine est un stimulant. Il est donc conseillé d'éviter de fumer avant de se coucher pour favoriser un sommeil profond et réparateur.

20.   Évitez les vêtements serrés avant le coucher.

Le port de vêtements serrés avant de dormir peut être gênant et perturber votre sommeil. I
l est recommandé d'opter pour des vêtements amples et confortables pour favoriser un sommeil profond et réparateur.

Par conséquent, il est conseillé d'éviter les vêtements serrés avant le coucher.

21.   Évitez de manger des collations sucrées avant le coucher.

Les collations sucrées avant le coucher peuvent augmenter le taux de sucre dans le sang, perturbant ainsi le sommeil.

Il est donc conseillé de les éviter.

22.   Évitez les tâches domestiques stressantes

Les tâches domestiques stressantes peuvent perturber le sommeil, donc il est conseillé de les éviter avant de dormir. Il est préférable de les faire plus tôt dans la journée ou de les déléguer à d'autres personnes.

Si vous devez les faire, essayez de les faire plusieurs heures avant d'aller vous coucher pour permettre à votre esprit et à votre corps de se détendre avant de dormir.

### 23.	Utiliser des bouchons d'oreille pour réduire le bruit la nuit

Les bouchons d'oreille peuvent aider à réduire le bruit la nuit et améliorer la qualité du sommeil en offrant une solution simple et efficace pour ceux qui vivent dans des zones bruyantes ou qui ont des partenaires de sommeil bruyants.

Il est important de choisir un type de bouchon d'oreille confortable pour être porté toute la nuit.

### 24.	Pratiquer la gratitude avant de dormir

Pratiquer la gratitude avant de dormir peut aider à apaiser l'esprit et favoriser un sommeil réparateur en réfléchissant à des moments positifs de la journée.

Prendre quelques minutes pour se concentrer sur ces moments et ressentir de la gratitude peut aider à réduire l'anxiété et le stress, favorisant ainsi un sommeil plus profond et plus paisible.

### 25.	Faire des étirements doux avant d'aller au lit

Faire des étirements doux avant de se coucher peut aider à libérer la tension et à se détendre. Les étirements peuvent améliorer la flexibilité et la circulation sanguine, contribuant ainsi à une meilleure qualité de sommeil.

Il est recommandé de pratiquer des étirements doux pendant environ 10 minutes avant de se coucher, mais éviter l'exercice intense avant de dormir.

### 26.	Utiliser une lampe de luminothérapie pour réguler les rythmes circadiens

Les lampes de luminothérapie imitent la lumière naturelle du soleil pour réguler les rythmes circadiens et améliorer la qualité du sommeil. Il est recommandé de les utiliser le matin pendant environ 30 minutes pour réguler les niveaux de mélatonine.

Il est important d'éviter l'exposition à la lumière bleue avant de dormir, car cela peut perturber le sommeil.

27.   Boire une tisane relaxante avant de dormir

Boire une tisane relaxante avant de dormir peut être une façon agréable et naturelle de réduire le stress et l'anxiété, favorisant ainsi un sommeil plus réparateur.

Des plantes telles que la camomille, la valériane, la lavande et la passiflore sont connues pour leurs propriétés relaxantes. Il est recommandé de boire la tisane sans caféine environ 30 minutes avant de se coucher.

28.   Écouter de la musique douce pour se détendre

Écouter de la musique douce avant de dormir peut aider à réduire les niveaux de cortisol et à augmenter la production de mélatonine, favorisant ainsi un sommeil profond et réparateur. Il est important de choisir une musique calme et apaisante, sans paroles ou avec des paroles douces et rassurantes, et de l'écouter à un volume bas avec des écouteurs pour éviter de déranger les autres.

29.   Écrire dans un journal pour vider son esprit avant de dormir

Écrire dans un journal avant de dormir est une technique efficace pour vider son esprit des pensées qui peuvent nous empêcher de bien dormir.

En écrivant nos préoccupations sur papier, nous pouvons nous détendre et nous libérer de leur poids, ce qui nous aide à passer une nuit paisible. De plus, cela peut nous aider à faire le point sur notre journée et à prendre du recul.

30.   Lire un livre apaisant avant de dormir

Lire un livre apaisant avant de dormir peut être une excellente technique pour favoriser un sommeil profond et réparateur.

En effet, la lecture peut aider à réduire le stress et à calmer l'esprit en créant une distraction positive avant de se coucher. Il est cependant important de choisir un livre apaisant, qui ne suscite pas d'émotions fortes ou de suspense, car cela pourrait perturber le sommeil.

Les livres de développement personnel, les romans historiques ou les poèmes peuvent être de bons choix pour une lecture apaisante avant de dormir.

31. Se concentrer sur sa respiration pour se relaxer

La technique consiste à se concentrer sur sa respiration pour se relaxer avant de dormir. Cela peut aider à calmer l'esprit et à réduire l'anxiété, ce qui facilite l'endormissement.

Il est recommandé de prendre de longues respirations profondes et de se concentrer sur l'expansion et la contraction de la poitrine. Il est également possible d'ajouter des exercices de méditation pour approfondir la relaxation.

32. Pratiquer la visualisation pour se calmer avant de dormir

La visualisation est une technique de relaxation mentale qui peut aider à calmer l'esprit avant de dormir.

En se concentrant sur des images positives et apaisantes, on peut réduire les pensées stressantes et favoriser un état de détente. Il est important de choisir des images qui sont personnellement significatives et agréables pour que la visualisation soit efficace.

La pratique régulière de la visualisation peut améliorer la qualité du sommeil et aider à réduire les symptômes du stress et de l'anxiété.

33. Utiliser une huile essentielle relaxante pour parfumer la chambre

L'utilisation d'huiles essentielles relaxantes est une technique populaire pour favoriser un sommeil réparateur.

Les huiles essentielles telles que la lavande, la camomille et le bois de santal sont connues pour leurs propriétés calmantes et apaisantes qui aident à réduire le stress et l'anxiété.

Pour profiter de leurs bienfaits, il suffit de diffuser l'huile essentielle dans la chambre avant de dormir ou de l'appliquer sur la peau diluée dans une huile de support comme l'huile d'amande douce.

Cela permet de créer une atmosphère paisible et relaxante qui favorise un sommeil profond et réparateur

34. Éviter de manger des aliments épicés ou gras avant de dormir

Cette technique consiste à éviter de manger des aliments épicés ou gras avant de dormir.

En effet, ces aliments peuvent causer des problèmes de digestion, de reflux gastrique et d'inconfort, ce qui peut perturber le sommeil.
Il est donc recommandé de manger des repas légers et sains avant de se coucher pour favoriser un sommeil profond et réparateur.

35. Utiliser des oreillers pour maintenir une bonne position de sommeil

Les oreillers peuvent aider à maintenir une bonne position de sommeil, réduisant ainsi la douleur et l'inconfort.

36. Faire une sieste courte pour récupérer de la fatigue

Faire une courte sieste pour recharger ses batteries et améliorer son état d'éveil et de concentration.

37. Utiliser un masque de sommeil pour créer une obscurité totale

Utiliser un masque de sommeil pour créer une obscurité totale et favoriser ainsi l'endormissement et un sommeil réparateur.

38. Pratiquer le yoga nidra pour se relaxer profondément

Le yoga nidra est une pratique de yoga qui vise à détendre le corps et
l'esprit.

Il consiste en une série d'exercices de relaxation guidée qui permettent
de se concentrer sur la respiration et de se détacher des pensées et des
soucis du quotidien.

Cette technique permet de réduire le stress et l'anxiété, de favoriser la
relaxation musculaire et de préparer le corps au sommeil.

39. S'assurer que la température de la chambre est confortable pour le sommeil

Maintenir une température adéquate dans la chambre pour favoriser le
sommeil réparateur en fonction de ses préférences personnelles.

Le bienfait de cette technique est de permettre une détente physique et
mentale grâce à une température ambiante confortable, ce qui peut
favoriser un endormissement plus rapide et une nuit de sommeil plus
paisible.

40. Utiliser une technique de biofeedback pour calmer l'esprit et le corps

La technique de biofeedback est une méthode de relaxation qui utilise
des capteurs pour mesurer les réponses physiologiques du corps, telles
que la tension musculaire et la fréquence cardiaque.

En utilisant ces données, il est possible de prendre conscience des
tensions dans le corps et de les relâcher.

Cette technique peut aider à réduire le stress et l'anxiété, et favoriser un
sommeil plus réparateur en calmant l'esprit et le corps.

41. Éviter les siestes trop longues qui peuvent perturber le sommeil de nuit

Les siestes trop longues peuvent perturber le sommeil de nuit en
bouleversant le rythme circadien de notre corps.

Il est donc conseillé d'éviter les siestes prolongées pour favoriser un sommeil réparateur la nuit.

42. Écouter un livre audio pour se détendre avant de dormir

L'écoute d'un livre audio est une technique efficace pour se détendre avant de dormir.

Elle permet de se plonger dans une histoire, de s'évader de son quotidien et ainsi d'oublier les soucis de la journée.

Cette pratique favorise la relaxation et la diminution du stress, deux éléments importants pour un sommeil profond et réparateur.

En effet, le stress et l'anxiété peuvent perturber le sommeil et empêcher de s'endormir facilement.

L'écoute d'un livre audio permet donc de se libérer l'esprit avant de se coucher, ce qui peut améliorer considérablement la qualité du sommeil.

43. Utiliser une technique de relaxation musculaire progressive pour détendre les muscles

La technique de relaxation musculaire progressive peut aider à détendre les muscles pour favoriser un sommeil plus profond et réparateur.

Elle permet de relâcher la tension accumulée dans le corps et de réduire le stress, ce qui peut améliorer la qualité du sommeil.

44. Utiliser une application de méditation pour se relaxer et se recentrer

L'utilisation d'une application de méditation est une méthode efficace pour se relaxer et se recentrer avant de dormir. Cette technique peut aider à réduire le stress et l'anxiété, favorisant ainsi un sommeil profond et réparateur.

Les sessions de méditation guidées peuvent également aider à calmer l'esprit et à libérer les tensions accumulées dans le corps.

45. Prendre soin de soi pendant la journée pour favoriser un sommeil réparateur la nuit.

Prendre soin de soi pendant la journée peut aider à favoriser un sommeil réparateur la nuit.

Il est important de prendre soin de soi pendant la journée afin de favoriser un sommeil réparateur la nuit.

Cela peut inclure des activités telles que faire de l'exercice régulièrement, manger sainement, gérer son stress et éviter les écrans avant de dormir.

En prenant soin de soi pendant la journée, on peut mieux préparer son corps et son esprit pour un sommeil de qualité la nuit venue.

Après avoir exploré les 101 techniques pour un sommeil profond et réparateur, il est important de se rappeler qu'il n'est pas nécessaire d'utiliser toutes les techniques pour améliorer la qualité de son sommeil.

Chaque personne est unique et peut trouver que certaines techniques fonctionnent mieux que d'autres pour elle.

Il est important d'expérimenter différentes méthodes pour trouver celles qui conviennent le mieux à ses besoins et à son style de vie.

De plus, il est important de se rappeler que l'amélioration du sommeil peut être un processus graduel et qu'il faut peut-être du temps pour trouver ce qui fonctionne le mieux.

En fin de compte, un sommeil de qualité est essentiel pour la santé et le bien-être général, et il vaut la peine de prendre le temps d'explorer différentes méthodes pour améliorer son sommeil.

- **Les progrès de la recherche sur le sommeil**

Au fil des années, la recherche sur le sommeil a considérablement évolué, permettant une meilleure compréhension de l'importance du sommeil pour notre santé et notre bien-être.

Tout d'abord, la recherche a montré que le sommeil est essentiel pour la santé physique et mentale.

Un sommeil de qualité est lié à une meilleure santé cardiovasculaire, à une meilleure capacité de gestion du stress, à une meilleure mémoire et à une meilleure régulation de l'humeur.

De plus, la recherche a identifié les mécanismes qui régulent notre horloge biologique. L'horloge biologique est une série de signaux internes qui régulent notre cycle de sommeil-éveil.

Les avancées dans la recherche ont montré comment ces signaux sont régulés et comment nous pouvons les manipuler pour améliorer notre sommeil.

La recherche a également identifié les différents stades du sommeil et leur importance. Notre sommeil se divise en plusieurs stades, chacun ayant une fonction différente pour notre corps et notre cerveau.

La recherche a montré comment chaque stade contribue à notre santé et à notre bien-être général.

De plus, la recherche a exploré les facteurs qui peuvent affecter la qualité de notre sommeil. Les facteurs tels que l'environnement de sommeil, le régime alimentaire, le niveau d'activité physique et le niveau de stress ont tous été étudiés pour leur impact sur la qualité de notre sommeil.

Enfin, la recherche a également exploré les différentes options de traitement pour les troubles du sommeil.
Des traitements tels que les médicaments, la thérapie comportementale, la thérapie cognitivo-comportementale et la thérapie par la lumière ont été développés pour aider à traiter les troubles du sommeil.

Les progrès de la recherche sur le sommeil ont permis une meilleure compréhension de l'importance du sommeil pour notre santé et notre bien-être général.

En comprenant les différents aspects de notre sommeil, nous pouvons adopter de bonnes habitudes de sommeil et chercher des options de traitement pour les troubles du sommeil.

Nous espérons que ce livre vous a fourni une multitude de techniques pour améliorer la qualité de votre sommeil.

 Il est important de se rappeler que chacun est unique et que certaines techniques peuvent mieux fonctionner pour vous que d'autres. L'essentiel est de trouver ce qui fonctionne le mieux pour vous et de l'incorporer dans votre routine de sommeil.

Nous souhaitons remercier tous les experts en sommeil, les professionnels de la santé et les personnes qui ont partagé leurs connaissances et expériences pour aider à créer ce livre. Nous remercions également tous les lecteurs pour leur intérêt et leur temps consacré à la lecture de ce livre.

Enfin, nous aimerions encourager tous les lecteurs à partager leurs avis et commentaires sur ce livre.

Vos retours sont précieux pour nous aider à améliorer et à mettre à jour les techniques présentées dans ce livre pour le bénéfice de tous ceux qui cherchent à améliorer leur sommeil.

Merci encore pour votre lecture, nous vous souhaitons un sommeil réparateur et paisible.